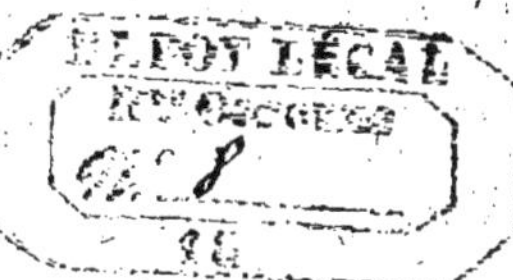

MÉLANGES

DE

MÉDECINE ET DE CHIRURGIE

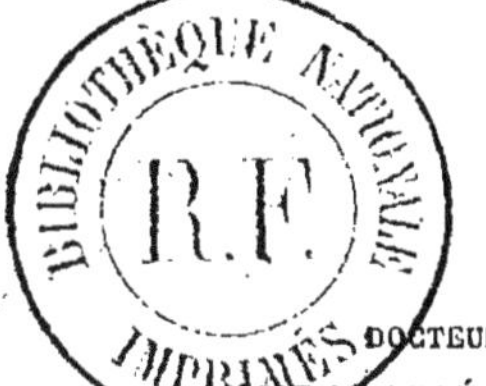

PAR

M. Emile THOULOUSE

DOCTEUR EN MÉDECINE, A L'ISLE-JOURDAIN (GERS)

ANCIEN LAURÉAT DE L'ÉCOLE DE MÉDECINE DE TOULOUSE

SE TROUVE

CHEZ L'AUTEUR, A L'ISLE-JOURDAIN (GERS)

TOULOUSE

IMPRIMERIE CENTRALE — J. PAILHÈS

43, RUE DES BALANCES, 43

1877

AVANT-PROPOS

L'idée qui m'a déterminé à écrire ce livre a été de fournir aux médecins une ample moisson de faits propres à les aider dans la cure d'un grand nombre de maladies : après la publication dans le journal l'*Abeille médicale* de mon travail sur les mélanges d'acide arsénieux, et sur l'emploi de la poudre impalpable de sublimé corrosif, j'ai reçu de différentes contrées des lettres dans lesquelles mes confrères m'interrogeaient sur la nature et le traitement de certaines tumeurs appelées vaguement *cancroïdes* (1), que j'avais envisagées sous un jour nouveau. Je compris dès lors que mes études pouvaient être de quelque utilité, je recueillis patiemment mes notes et les coordonnai dans les rares loisirs que laisse la clientèle médicale à la campagne.

Les problèmes que je me suis efforcé d'élucider sont très ardus, et mon thème est aussi trop vaste pour me flatter d'avoir complétement réussi. J'ai du moins la conviction de n'avoir établi mes conclusions que sur des observations rigoureuses.

(1) Cancri εἶδον qui a la forme du cancer. Quels sont les tissus qui ont la forme du cancer? Il faut le rechercher pour leur donner le titre qui leur convient. C'est rendre un mauvais service à la science que de la simplifier aux dépens de l'observation; on agit ainsi en décrivant des tumeurs de structure différente sous une même dénomination.

Ce livre est le résultat d'une pratique journalière de vingt-huit ans que je livre au public médical sans intention d'auteur, mais avec l'assurance de l'avoir consciencieusement écrit.

Voici d'une manière succinte son plan ; je l'ai divisé en cinq parties ou mémoires dont les quatre premiers ont trait à la chirurgie, et le cinquième s'occupe exclusivement de médecine.

Dans le premier mémoire, que j'intitule : *Etude de sept espèces de cancers locaux ou cancers par irritation*, j'expose le résultat de mes recherches sur des produits malins que je considère comme de vrais *cancers*. Causes, anatomie pathologique, composition chimique, structure moléculaire, traitement rationnel des divers tissus qui les constituent ; tels sont les divers points que j'ai examinés. J'ai cherché à démontrer qu'il existe sept produits morbides, différant entre eux par la prédominance de certains de leurs éléments figurés, mais ayant une très grande analogie sous le rapport de leur causalité, de leur composition chimique, de leur propriété dévastatrice et de leur génèse.

Le second mémoire est une étude sur les effets locaux de l'acide arsénieux, du sublimé corrosif et du chlorure d'or, dont j'ai déjà publié divers fragments dans l'*Abeille médicale*.

Il renferme une classification des principaux caustiques chimiques d'après leurs propriétés stimulante, hypo-stimulante et vénéneuse. Je démontre, en m'appuyant sur des faits, à quel genre de tumeurs l'arsenic oxydé, le sublimé corrosif, le chlorure d'or sont applicables, et dans quel cas ils échouent. Je termine cette seconde partie de mon travail par l'exposé des symptômes que suscite l'acide arsénieux quand il passe dans le torrent de la grande circulation, et le récit de l'action topique de l'arséniate de soude.

Le troisième mémoire est uniquement consacré au sublimé corrosif dont l'action caustique est rarement mise à profit parce que Mialhe l'accuse, en s'appuyant sur un seul fait clinique, de produire facilement l'empoisonnement. De mon côté, me fondant sur un grand nombre d'essais, j'estime qu'on peut impunément l'employer en une séance chez les adultes, aux doses de 3 ou 4 grammes, pour détruire des tumeurs de nature et de volume divers, arrêter à la surface du corps des hémorrhagies en jet, ou en nappe, établir des vésicatoires, faire de grandes cautérisations dérivatives. Ne me bornant pas dans mes recherches aux applications de la poudre impalpable de sublimé, j'ai étudié la réaction de cet agent sur l'axonge et l'huile, ce qui m'a conduit à la découverte de la propriété très remarquable qu'ont les corps gras de neutraliser l'action irritante de ce remède en le dissolvant.

Fondu, notamment dans l'huile d'olive, il perd toute sa propriété caustique, et ne conserve que ses propriétés altérantes et éminemment résolutives. Ce composé nouveau que je n'ai vu mentionné nulle part, et qui doit être appelé bichlorure de mercure et d'huile, est un liquide blanc, limpide, très fixe.

Poursuivant mes recherches sur le bichlorure de mercure et d'huile j'ai été frappé de sa grande avidité pour l'iode avec lequel il forme un bichloro-biodure de mercure et d'huile incolore. Une telle affinité me permet de déterminer en quatre ou cinq minutes la vraie composition des teintures d'iode.

Le bichlorure de mercure et d'huile, et le bichloro-biodure de mercure et d'huile obtenus, j'ai mis chacune de ces deux préparations dans une solution de soude caustique, et j'ai fait des savons de mercure non iodurés, ou iodurés solubles en toute proportion dans l'eau distillée, et d'une administration interne facile parce qu'ils ne déterminent sur l'organe du goût aucune sensation désagréable.

Les combinaisons que le bichlorure de mercure forme dans ses mélanges avec l'albumine ont été étudiées notamment par Bouchardat, Miailhe, Reynaud, Lassaigne ; néanmoins, je crois combler une vraie lacune en traitant de la nature et de la valeur thérapeutique de tous les composés qui en dérivent; j'ai précisé de mon mieux, à l'aide de réactifs appropriés, le proto, le sesqui et le bichlorure de mercure et d'albumine, et je pense rendre service aux praticiens en vulgarisant des préparations qu'ils administrent fréquemment dans les maladies syphilitiques.

Dans le quatrième mémoire, je passe en revue les nombreuses affections chirurgicales, où je fais intervenir la potasse, la soude, la lithine, la strontiane, la chaux, le fer rouge, l'acide chlorhydrique, sulfurique, comme agents de guérison. Mes innovations opératoires me semblent réunir les conditions d'innocuité que les médecins doivent rechercher dans la cure des maladies. Elles me permettent de faire disparaître sans douleur, hémorrhagie et complication sérieuse, un grand nombre de productions anormales qui deviennent des causes d'accidents redoutables quand elles sont traitées par les procédés décrits dans les auteurs classiques; je présume que tous les praticiens jaloux de la dignité de leur art et de la guérison de leurs malades, apprécieront à leur valeur les résultats auxquels je suis arrivé, et en feront bénéficier leurs clients.

Le dernier paragraphe traite un sujet médical; il concerne les modes d'administration du sulfate de quinine et du sulfotannate de quinine dans les fièvres intermittentes simples, les fièvres muqueuses remittentes, les fièvres larvées, les fièvres pernicieuses simples, affections très communes dans plusieurs localités du Gers et de la Haute-Garonne.

La lumière scientifique est le prix d'observations rigoureuses et de déductions rationnelles. C'est en observant avec une scrupuleuse exactitude, et en déduisant des faits recueillis des conséquences logiques, que je me suis efforcé de découvrir quelques nouvelles vérités.

MÉLANGES

DE

MÉDECINE ET DE CHIRURGIE

ÉTUDE DE SEPT ESPÈCES DE CANCERS LOCAUX

CHAPITRE Ier.

Historique des cancers locaux. — Des sept tissus fondamentaux constituant les cancers de nature locale qui ont été soumis à mon observation. — Leur analyse chimique.

Historique des cancers locaux. — Les diverses variétés des cancers locaux que je vais décrire dans ce paragraphe avaient éveillé, dès la plus haute antiquité, l'attention des médecins. Leur marche dévastatrice ne devait pas les laisser inaperçus, mais leur nature locale et leurs éléments histologiques étaient demeurés inconnus. Hypocrate, Celse et Galien les confondaient sous le nom général de καρκίνου, avec toutes les tumeurs qui ont de la tendance à récidiver et à infecter l'économie. Ils approuvent contre ces exgénèses les soins palliatifs, et n'ont qu'une confiance médiocre dans leur cure radicale. Aussi ne conseillent-ils l'opération que lorsque tout le mal peut être facilement extirpé par l'instrument tranchant ou les caustiques. Le moyen-âge ne fait pas progresser le diagnostic des affections cancéreuses. Trop attachés à la tradition, les médecins de cette période ne sont que les médiateurs entre l'antiquité et la renaissance.

Les cancers locaux ne commencent, sous le nom de cancers cutanés, à être légèrement différentiés des cancers des autres régions qu'à l'époque où frère Come acheta d'un charlatan sa fameuse poudre arsenicale. Les guérisons durables et avérées que l'on obtint par ce remède dans beaucoup d'affections de la peau, que l'on considérait comme incurables, fit estimer que le cancer des tégumens était moins dangereux que sur les autres tissus.

Le travail de Ledran, inséré en 1757 dans les *Mémoires de l'Académie de Médecine*, confirma la nature locale de plusieurs cancers, notamment de ceux de la peau et surtout de celle de la face. Il donna sur l'emploi des caustiques des conseils qui ont été trop négligés des médecins.

Nous arrivons au commencement du dix-neuvième siècle sans avoir à signaler de nouveaux progrès dans le diagnostic des cancers locaux. Laennec, Velpeau, Rayer, Nélaton, Michon, étudient peut-être mieux que leurs devanciers les caractères physiques des tumeurs; mais n'ayant encore en anatomie morbide d'autres termes de comparaison que des signes d'un ordre secondaire, tels qu'aspect, couleur, forme, consistance, volume, visibles à l'œil nu, ils ne séparent pas les cancers qui dépendent de causes locales de ceux qui se lient à un vice de toute l'économie. Ils admettent néanmoins, comme frère Come et Ledran, pour la variété cutanée, un pronostic moins fâcheux que pour celui qui siége dans les autres organes. Michon s'exprime comme il suit dans la thèse de concours que je lui ai vu soutenir, en 1848, à la Faculté de Médecine de Paris : « Je constate, et l'expérience générale en fait foi : le cancer cutané est celui qui compte le plus de guérisons radicales et définitives.

Schwan et Scleiden établissent les premiers, vers 1839, qu'il existe des cellules à l'état naissant et de complet développement dans les divers tissus des animaux et des végétaux. Ces études de structure intime donnent une vive impulsion aux recherches microscopiques. Muller, Husche, Valentin, Wirchow, Henle, etc., scrutent la composition morphique d'un grand nombre de tissus normaux ou pathologiques; ils ne tardent pas à être suivis dans cette voie par des auteurs français, anglais et italiens. Dès ce moment on commence à déterminer la vraie valeur des tissus morbides que l'on observe.

Des sept tissus fondamentaux constituant les cancers de nature locale. — Des micrographes tels que Wirchow, Hannover, Lebert, Heurtaux, qui ont fait des recherches sur la variété épithéliale des cancers locaux, remplacent les appellations vagues de cancer, cancer cutané, cancer verruqueux, cancer des ramoneurs, *noli me tangere*, ulcères rongeants, cancroïdes, que la généralité des médecins appliquent à des tissus mal étudiés, par le mot d'épithélioma. Cette substitution, qui a été adoptée par M. Nélaton dans son traité de pathologie chirurgicale de 1868, est insuffisante parce qu'elle ne différentie pas assez le tissu épithélial cancéreux du normal, et que les noms créés par les anciens sont donnés, non-seulement à des tumeurs qui ont pour base un épiderme anormal, mais encore à plusieurs autres tissus dans lesquels on n'en trouve aucun vestige, et qui pourtant font résorber autour d'eux, comme l'épithélioma, toutes les parties normales qui les entourent.

De mon côté, désireux d'appliquer à chaque tissu cancéreux un nom qui lui convienne, je lui adapte le prénom générique de *cancro*, qui signifie cancer; je fais suivre ce mot de la dénomination grecque qui indique quels sont ses éléments microscopiques; je place en troisième ligne la terminaison *héme*, qui marque qu'il est une élaboration du sang. L'épithélioma des auteurs classiques devient mon cancro-épithéliheme (cancrum, cancer, épithélium, épithélium, αἵματος du sang). J'appelle le cancer que j'ai décrit dans l'*Abeille médicale* de 1868, sous le nom de *sphérulhéma*, cancro-sphérulhème (cancrum, cancer, σφέρυλος, globule αἵματος du sang). Je propose d'en appeler un troisième, qui est un assemblage de molécules de grosseur variable, cancro-leptomérhéme (cancrum, cancer, λεπτόμερεαι molécules, αἵματος du sang) (1). Un cinquième qui se compose de cellules globuléuses, blanches, généralement plus grosses que les globules du sang, cancro-leucocythéme (cancrum, cancer, λευκός blanche, σύτις vessie, αἵματος du sang); un sixième que j'ai trouvé constitué d'une trame blanche, homogène, de nature albumino-fébrineuse sans corps figurés, cancro-oucia-

(1) J'ai rencontré autour des dents de fortes excroissances du derme muqueux très-dures et de couleur rougeâtre. Excisées elles prenaient rapidement, par des lavages à l'eau distillée, une teinte blanche. L'examen microscopique m'a montré que les fibres ondulées et en spirale du chorion avaient disparues dans ce produit, et étaient remplacées par des atomes semblables à la matière atomique qui envahit quelquefois les cellules de tumeurs. J'ai donné à ces productions le nom d'*atomisthéma* ou *hypertrophies* atomiques de nature fibreuse. L'atomisthéma est une tumeur bénigne qui se cicatrise par les seules forces de la nature, quand elle a été ulcérée. Il n'est pas nécessaire, pour la guérir, de recourir, comme pour les cancers locaux, aux préparations arsénicales ou autres caustiques stimulants. Les alcalis suffisent. J'ai adressé, en janvier 1874, à mon honorable confrère, le docteur Esparbes, de Lévignac, un homme de sa contrée affecté d'un atomisthéma volumineux qui avait ébranlé une dent canine. Il arracha la dent, et détruisit la tumeur par le caustique filhos. La guérison s'est maintenue. L'atomisthéma est décrit dans *Ambroise Paré* sous le nom d'*Epulie*.

morphéme (cancrum, cancer, οὐσίς substance, ἀμορφή amorphe, αἵματος du sang).

Je ne passerai pas non plus sous silence une altération musculeuse que je n'ai observé qu'une fois. Elle consiste dans la dégénérescence des fibres musculaires en gros corpuscules irréguliers de couleur rose. Je l'ai nommé *cancro-sommyhème* (cancrum, cancer, μύον musculeux, σῶμα corps, αἵματος du sang).

Analyse chimique des cancers locaux. — Les divers tissus que je viens de classer d'après leurs éléments se relient aux cancers qui dépendent d'un vice de toute l'économie par une grande analogie dans leur composition chimique. Le professeur Muller, de Berlin, a démontré que les produits accidentels des mammifères appartenaient à trois grands principes : 1° la graisse ; 2° la géline et ses dérivés gélatine et chondrine ; 3° les corps albuminoïdes (fibrine, albumine, caséine, osmazôme). C'est à ce dernier groupe qu'appartiennent, non-seulement les cancers généraux, squirrhes, encéphaloïdes, enchondromes, mais encore mes sept espèces de cancers locaux.

Lorsque je les ai analysé en masse j'y ai rencontré une foule de substances que l'on trouve dans d'autres tissus du corps, telles que graisse, myosine, gélatine, osmazôme, etc., selon qu'ils sont mélangés de matières adipeuses, celluleuses, fibreuses, musculaires. — Pour n'agir que sur des points véritablement cancéreux j'ai fait choix de tumeurs ou de parties de tumeurs dans lesquelles les trames normales étaient complétement résorbées.

Je dissous le sang qui les pénètre en les lavant dans l'eau froide découpées en tranches minces. Cette opération faite, j'isole par la compression le suc cancéreux de sa partie solide. Je m'assure que le suc est de nature albumineuse par la facilité avec laquelle il se dissout dans l'eau distillée, et sa coagulation en grumeaux blanchâtres par l'acide nitrique, et une solution de sublimé corrosif.

La partie solide du cancer a, de son côté, la plus grande analogie avec la fibrine du sang. Elle est d'une teinte blanche ou rosée, suivant qu'elle a peu ou beaucoup de vaisseaux nourriciers. L'acide acétique cristallisable la rend translucide ; l'acide sulfurique la jaunit. Conservée dans l'eau, elle y reste insoluble jusqu'au moment de sa putréfaction ; elle se transforme alors comme la fibrine du sang en produits albumineux solides et ammoniacaux.

Le mode d'analyse que je viens d'exposer m'a fait reconnaître que le plasma ou suc albumineux des cancers locaux variait beaucoup par rapport à la partie solide ou fibrine. Ainsi dans quelques cancro-épithélihémes à développement très-lent je n'ai trouvé que de la fibrine à l'état presque sec, tandis que dans plusieurs autres la tumeur se réduisait presque entièrement par la pression en matière albumineuse. J'ai rencontré la même variation dans les autres cancers locaux; généralement l'abondance du principe albuminoïde m'a paru dépendre du grand nombre de vaisseaux dont la tumeur était pourvue.

De ces remarques il résulte que l'analyse chimique ne permet pas d'établir des distinctions entre les cancers locaux et généraux; il est donc nécessaire de recourir à d'autres signes pour les différencier.

CHAPITRE II

I. Caractères physiques et cliniques des épithélihémas. — II. Épithélihémas des plans épidermiques de la peau et des muqueuses. — III. Épithélihémas papillaires ou papillomes. — IV. Épithélihémas du derme cutané et muqueux. — Verrues. — Productions cornées. — V. Épithélihémas hétérotopes. — Poireaux. — VI. Variation des cellules épithéliales dans les épithélihémas. — Pronostic.

I. *Le cancer épithélihéme est une superfétation morbide de réseaux vasculaires qui sécrétent un épithélium normal avant d'être modifiés par une irritation.* — De tous les cancers qui affligent l'homme il n'en est pas de plus fréquent et qui offre plus de variétés dans ses formes extérieures que l'épithélihéma. Je l'ai vu se développer sous l'apparence de tumeurs dures, molles, liquides, enkystées, non enkystées, circonscrites, diffuses, à surfaces planes, anguleuses, tapissées d'une peau ou d'une muqueuse normale, ou bien recouvertes dès leur origine d'opercules croûteux.

L'épithélium dans ces divers types est quelquefois un simple dépôt de cellules épithéliales, juxtaposées sans aucune cohésion les unes envers les autres; le plus souvent il constitue un tissu bien organisé, transpercé de capillaires sanguins et de nerfs. Les cellules épithéliales adhèrent alors les unes aux autres ou sont retenues par une gangue provenant des parties normales en voie de résorption ou de décomposition. J'ai étudié avec le plus grand soin les caractères cliniques, physiques et microscopiques d'un grand nombre d'épithélihémas sur plusieurs régions du corps. Voici une analyse très exacte de mes principales investigations.

II. *Epithélihémas des plans épidermiques de la peau et des muqueuses.* — Dans un certain nombre de cas, la première altération apparente qui m'a indiqué la formation d'un épithélihéma dans les couches épidermiques de la peau et des muqueuses, a consisté dans l'épaississement et la dessication de l'épiderme ou de l'épithélium sur le lieu où se produira plus tard la tumeur. Cet épiderme, épaissi et altéré, est d'abord farineux puis furfuracé. Il finit par former de petites croûtes sèches qui laissent à découvert, quand on les détache, des fissures peu profondes du derme. La maladie peut se borner longtemps à la modification de la couche épidermique des tégumens. A force de se renouveler les croûtes finissent par faire pénétrer, en irritant, du sang rouge dans les vaisseaux exhalants qui sont une dépendance des capillaires sanguins (Bichat). Dès ce moment le plasma qu'ils déversent ne forme plus seulement des croûtes, mais s'organise en un véritable tissu malin de teinte blanche ou rosée.

L'apparition de petites croûtes n'est pas toujours le premier signe ostensible qui fait prévoir le développement prochain d'un épithélihéma dans le plan épidermique des tégumens. Cette variété est encore annoncée par des points ou des taches rosées d'étendue et de forme variables. Ces rougeurs ou réseaux vasculaires du système exhalant, qui indiquent le lieu précis où les épithélihémas siégeront, se relient parfois ensemble quand elles sont multiples et rapprochées par une fine arborisation ou vaisseau de nouvelle formation.

Lorsque j'ai étudié les changements qui s'opèrent sur les taches que je viens de signaler j'ai remarqué que les excitations faibles telles qu'un bon dîner, une lecture prolongée, y rendaient le sang plus rutilant. Si les excitations se répètent souvent, les vaisseaux des rougeurs sécrètent des croûtes brunâtres ou jaunâtres, et plus tard sous les croûtes qui ont épaissi et sur les papilles qui s'effacent, un blastème qui se convertit en un tissu épithélial ressemblant à du tissu squirrheux dont je ne puis le différencier à l'œil nu que par les petits vaisseaux rougeâtres qui le transpercent. C'est aux épithélihémas qui débutent sur les plans épidermiques que la généralité des médecins appliquent le nom de *noli me tangere*.

III. *Papillôme.* — Je désigne sous cette dénomination l'épithélihéma que j'ai vu commencer par les papilles des tégumens. Observé à son début, j'ai noté qu'il est précédé de l'hypertrophie d'une seule ou d'un groupe de papilles. Les vaisseaux exhalants de ces petits cônes rendus pathologiques par la pénétration d'un sang artérialisé se prolongent au-dessus du chorion en excrétant un plasma qui se convertit en longues saillies de nature épidermique. Si la maladie s'aggrave par le bourgeonnement des vaisseaux morbides vers les couches profondes de la peau, les papilles puis le derme sont changés en petits corpuscules mous qui, en se mêlant aux cellules épithéliales en voie de formation, composent la base d'une tumeur hérissée à sa surface libre d'une ou plusieurs éminences très-accentuées. Je traite actuellement un homme de quarante ans affecté sur le dos de la main droite d'un papillôme rougeâtre garni de plus de trente longues saillies épidermiques.

IV. *Epthélihémas du derme cutané et muqueux.*— Les épithélihémas qui naissent dans les alvéoles du derme m'ont paru revêtir deux formes principales : 1° celle d'un petit tubercule solitaire rond ou acuminé auquel les anciens donnaient l'épithète de *malin*. J'ai étudié le tubercule malin à l'état rudimentaire lorsque, n'ayant que le volume d'une tête d'épingle, il était renfermé dans une simple alvéole et ne déterminait qu'un léger soulèvement de l'épiderme. Dans ces circonstances, si je le séparais avec des pinces à disséquer de l'alvéole dans lequel il s'implantait, j'obtenais un petit corps compacte, blanchâtre, composé d'éléments pathologiques à sa partie centrale, et de tissu cellulaire à sa périphérie. Les parois de l'alvéole qui le contenaient étaient rosées.

Le tubercule, après avoir pris un accroissement plus ou moins considérable, s'ulcère de trois manières. Dans la première, l'épiderme physiologique et les éminences papillaires qui recouvrent sa partie saillante sont résorbées et remplacées par des croûtes. Celles-ci en tombant mettent à découvert le tissu du tubercule. Dans la seconde, une glande sébacée se manifeste au sommet de la tumeur. Cet utricule ne tarde pas à se ramollir, et, en se déchirant, découvre le produit pathologique. Le troisième mode d'ulcération est dû au rasoir ou à tout autre instrument tranchant ou contondant. J'ai observé le tubercule du derme sur divers points du corps tels que cou, mamelle, rebord muqueux de la lèvre inférieure.

(*a*) — La seconde variété d'épithélihéma du chorion est extrêmement dangereuse. Des cellules épithéliales, mélangées ou non de corpuscules mous, arrondis, triangulaires, quadrangulaires, forment une petite tumeur dans l'épaisseur du derme. Avant qu'elle ait acquis un volume notable, ses vaisseaux capillaires, que la teinte rutilante de leur sang rend visibles à l'œil nu, s'étalent dans les régions circonvoisines en donnant naissance à des tumeurs de la grosseur de têtes d'épingle qui s'incrustent dans les plans sous-cutanés, les muscles, les cartilages, les os, les ganglions lympathiques. J'ai adressé, en 1874, à l'Hôtel-Dieu de Toulouse, un homme âgé de soixante-six ans atteint de cette forme d'épithélihéma. La tumeur primitive avait débutée dans le derme d'une joue, à un centimètre du conduit auditif. Dans l'espace d'une année ses vaisseaux nourriciers bourgeonnèrent jusqu'au cartilage de l'oreille, contournèrent le condyle du maxillaire inférieur et envahirent un ganglion placé au-dessus de la division externe de la carotide. Ils déterminèrent, dans les divers tissus sur lesquels ils se répandirent, la formation d'une multitude de petites tumeurs épithélihémateuses. Le sujet ne fut pas opéré à Toulouse et mourut environ six mois après s'être présenté á l'hôpital dans un affreux martyre qui me fit regretter de n'avoir pas tenté sa cure presque impossible.

Les glandes cutanées et muqueuses, dans lesquelles j'ai observé des épithélihémas, sont les sébacées, les vésicules tubuliformes des poils, les glandes de Meïbomius.

(*b*) Epithélihémas des glandes sébacées. — Dans les glandes sébacées le tissu morbide forme, à son début, une petite tumeur demi-transparente que Boyer appelait *sarcôme de la peau.* Elle se compose : 1° extérieurement d'une lame très-mince d'épiderme normal qui se continue avec l'épiderme des téguments ; 2° d'une capsule issue de la membrane glandulaire à travers laquelle on voit les vaisseaux nourriciers rougeâtres, qui traversent son contenu ; 3° d'un tissu à aspect lardacé et quelquefois hyalin (hualos verre) de nature épithéliale. Le sarcôme est susceptible de demeurer stationnaire un grand nombre d'années et même toute la vie du sujet qui en est affecté. Néanmoins, dans plusieurs circonstances, surtout quand il était irrité, je lui ai vu acquérir de fortes dimensions en faisant résorber les tissus normaux environnants. Il s'ulcère par le développement sur son point culminant de croûtes qui détruisent son kyste, par la transformation d'une partie de son tissu en matière gélatineuse, par l'ablation accidentelle d'une partie de la tumeur.

(*c*) Epithélihémas des follicules pileux. — J'ai observé cette tumeur sur les sourcils. Elle avait la forme d'un bouton très acuminé. Sa partie pointue, qui correspondait à la sortie du cheveu principal, était recouverte d'une croûte épidermique très-sèche à laquelle étaient implantés de petits poils. Ayant coupé la partie saillante du bouton, je vis que ses vaisseaux nourriciers laissaient couler du sang entre la face interne du follicule et une mince couche de tissu épithélial blanchâtre. Le centre de la tumeur était formé d'une matière grisâtre semblable à de la corne ramollie.

(*d*) Epithélihémas des glandes de Meïbomius. — J'ai remarqué plusieurs fois des épithélihémas dans les acini Meïbomiens du bord libre de la paupière inférieure. Le tissu qui les composait était d'un blanc lardacé ou lactescent. Les éléments de ces diverses tumeurs sont des cellules épithéliales de forme et de grandeur très diverses. Les vaisseaux nourriciers se montrent à la base de l'acini sous l'aspect de fines stries rougeâtres.

(*e*) Epithélihémas en forme de polypes. — J'ai traité, dans les fosses nasales et sur le globe oculaire, des épithélihémas simulant des polypes. Ces tumeurs, comparables pour la forme à des noisettes et à des amandes, obstruaient complétement les conduits nasaux, et recouvraient en grande partie la conjonctive oculaire sur laquelle elles étaient implantées. Les ayant arrachées, je voyais qu'elles étaient entourées de tout côté par une membrane celluleuse de la surface interne de laquelle partaient des cloisons qui divisaient le tissu épithélial à cellules arrondies en lobules. Les vaisseaux nourriciers, remplis de sang vermeil, n'étaient apparents qu'au collet et à la surface externe des polypes, de sorte que leur partie centrale n'était composée que d'épithélium et de tissu fibreux d'une grande blancheur. Je n'ai pas pu irriter ces tumeurs par l'application des caustiques stimulants. Elles étaient dépourvues de nerfs sensitifs. J'en ai extirpé plusieurs avec des pinces sans provoquer de douleur.

(*f*) Productions cornées. — Les productions cornées consistent en une matière si sèche qu'elle ne peut pas prendre l'apparence de corps microscopiques configurés. Je les ai vu plusieurs fois devenir le point de départ d'épithélihémas malins. Dans ce cas, des vaisseaux exhalants rougeâtres déposent sous la corne un plasma albuminoïde humide dans lequel se forment des éléments épithéliaux pathologiques.

(*g*) Verrues. — Les verrues se composent de groupes de papilles sur lesquelles est sécrétée une couche d'épiderme beaucoup plus épaisse qu'à l'état normal. Les cellules épithéliales des verrues se soudent entre elles sans symétrie et ne renferment, le plus souvent, que de fines granulations. Les vaisseaux capillaires rougeâtres qui alimentent un tel épiderme sont peu nombreux. En se multipliant, ils peuvent faire dégénérer la verrue en épithélihéma de nature maligne.

V. *Epithélihémas hétérotopes.* — J'ai divisé ces épithélihémas en primitifs et consécutifs.

(*a*) Poireaux. — Je n'ai observé d'autres épithélihémas hétérotopes primitifs que les poireaux. J'ai noté que ces excroissances naissaient dans de petites cupules fournies par le tissu cellulaire sous-cutané ou sous-muqueux. Les cellules épithéliales du poireau diffèrent de celles de la verrue en ce qu'elles sont arrangées avec ordre de manière à former des filaments blanchâtres comme dans un pinceau. Le réseau sanguin des cupules celluleuses ou glandules du poireau est disposé en mailles qui laissent circuler du sang vermeil. Je les ai vu, en s'étendant sur le derme du voisinage, déterminer son ramollissement pendant qu'elles déversaient dans ses aréoles un plasma qui s'organisait en un épithélium mou comme du mastic de vitrier.

(*b*) Epithélihémas hétérotopes secondaires. — Lorsque les vaisseaux sanguins d'un épithélihéma de la peau ou des muqueuses s'étalent dans des régions qui ne sécrètent pas normalement de l'épiderme, ils y produisent des épithélihémes que j'ai appelés *hétérotopes secondaires*, J'ai déjà mentionné un fait de cette variété de tumeurs, j'en rapporterai un second avec bien plus de détails dans le second mémoire de ce livre.

VI. *Caractères microscopiques de l'épithélium des cancro-épithélihémas. Pronostic des divers épithélihémas qui ont été soumis à mon observation.* — Le type des cellules dans les épithélihémas est une vésicule susceptible de contenir un ou plusieurs noyaux ronds, ovales, polygonaux, ou un nombre variable de granulations ponctiformes. Elles se distinguent des globules du squirrhe et de l'encéphaloïde en ce que leurs noyaux ne sont pas munis de nucléoles.

Leurs dimensions et leurs contours ont si peu de fixité qu'à peine sur vingt épithélihémas j'en ai rencontré deux où elles se ressemblent. J'ai vu dans quelques tumeurs les diamètres des cellules, munies de noyaux, descendre aux dimensions des globules du sang, c'est-à-dire à 5, à 6 millièmes de millimètre, et, dans quelques autres, monter à 5, à 6 centièmes de millimètres.

Sphériques, ovoïdes, polygonales, fusiformes, aplaties, il m'est impossible d'exprimer par des termes tous leurs contours; je préfère les montrer dessinées telles que je les ai vues à un grossissement de 200 diamètres dans les faits dont je rapporterai les observations.

1° Epithélium nucléaire.

Gross. 200 diam.

J'ai trouvé cette disposition dans le vaste ulcère qui avait rongé, chez le vieux Dore, du village de Sainte-Livrade, la fosse nasale gauche et une grande étendue de la joue correspondante. Les diamètres des cellules atteignaient parfois 5 à 6 centièmes de millimètres. Elles étaient dépourvues de noyaux et constituaient, en s'unissant à l'aide d'une substance intercelluaire amorphe, un tissu très dur et très blanc, sillonné de petits vaisseaux diaphanes remplis de sang vermeil.

2° Epithélium sphérique et ovalaire.

Gross. 200 diam.

Tel était l'épithélium de la tumeur qui couvrait la face dorsale du nez de Darlas, homme d'affaires de M. Viguerie, le chirurgien le plus en renom de Toulouse. Les cellules épithéliales étaient munies d'un noyau et mélangées à des leucocytes et à des hématies décolorés. De nombreux capillaires, remplis de sang vermeil, partaient de la circonférence de cette tumeur pour aller se terminer sous l'épiderme des deux joues voisines.

3° Epithélium à angles arrondis.

Gross. 200 diam.

Cet épithélium m'a été fourni par une tumeur de la grosseur d'un œuf de pigeon, située sur le rebord muqueux de la lèvre inférieure, chez le fermier de M. le comte d'Alby de Til. Ses vaisseaux pathologiques, remplis de sang vermeil, pénétraient par la base de la tumeur et allaient se terminer à son sommet, sous un épiderme vitreux, par de courtes lignes rouges et bleues.

4° Cellules épithéliales à peine plus grosses que des globules sang munies d'un à trois noyaux.

Ces cellules formaient un cancro-épithélihéme mou situé à la base de la joue droite de la fille Martres, du village de Ségoufielle, âgée de cinquante ans.

5° Cellules épithéliales à bords dentelés, munies d'un nombre variable de noyaux.

Gross. 200 diam.

J'ai remarqué cet épithélium dans une tumeur en forme de chou-fleur placée aux alentours du meat urinaire chez un homme de Seouède, âgé de cinquante-huit ans.

6° Epithélium sans aucune prédominance de forme.

Ces éléments m'ont été fournis par un cancro-épithélihème de couleur lactescente, né dans un acinus, d'une glande de Meïbomius. Ils présentaient divers degrés de développement, tels que de simples petits noyaux non entourés d'enveloppe, des cellules plus grosses avec un grand noyau, ou quelques granulations.

7° Epithélium pavimenteux mêlé de petits corpuscules mous.

Ces cellules, en forme de squames, résidaient dans de petites cavités creusées aux dépens du tissu fibreux du derme ou des fibres musculaires de la joue. Elles étaient mélangées à un grand nombre de corpuscules mous d'un jaune pâle, que je considère comme les vestiges des tissus musculeux et celluleux en voie de résorption.

Les principales altérations que j'ai observées dans les cellules épithéliales sont l'infiltration atomique et pigmentaire.

L'infiltration atomique consiste dans la formation de molécules extrêmement fines qui remplissent les cellules épithéliales et effacent quelquefois leurs contours, de sorte qu'on n'a plus sous les yeux que des cellules remplies d'atomes, ou bien de simples groupes d'atomes. Cette altération que j'ai également notée dans les autres cancers locaux et généraux rendrait, dans bien des circonstances, le diagnostic de l'épithélihéma impossible si, à côté des cellules qui ont perdu leur aspect normal, on n'en trouvait presque toujours de typiques qui empêchent l'erreur.

Infiltration atomique des cellules épithéliales d'une tumeur de la paupière inférieure chez une femme de soixante ans.

Infiltration pigmentaire. Je l'ai observée deux fois dans les cancro-épithélihémes. Dans le premier fait, la tumeur était d'un noir foncé et en communication avec une petite veine variqueuse. Les cellules épithéliales avaient conservé des contours arrondis, mais étaient entièrement gorgées de pigment.

Chez le second sujet, la matière colorante ne noircissait pas entièrement l'épithélihéma. Les cellules et les noyaux n'étaient qu'en partie colorés en noir.

Les croûtes qui précèdent la formation des cancro-épithélihèmes sur les couches épidermiques de la peau ne doivent pas être considérées comme des hypertrophies épidermiques, mais comme un épiderme altéré sans configuration fixe. Voici les éléments que composent ces croûtes quand elles sont à l'état de son.

Lorsque les croûtes formaient des stratifications épaisses, j'étais obligé de les ramollir dans l'eau avant de les examiner au microscope. La substance cellulaire s'est montrée dans ce cas sous forme d'îlots irréguliers contenant un nombre variable de petits nucléoles et d'atomes ponctiformes.

J'ai fait agir plusieurs fois sous le microscope de l'alcool à 36° cartier sur le suc de divers épithélihémas. Ce réactif a détruit les cellules et respecté le plus souvent les noyaux, d'où j'ai conclu que ces deux éléments n'avaient pas la même composition chimique.

Pronostic. — Le pronostic des divers cancro-épithélihémes qui ont été soumis à mon observation a été très-variable. Les verrues, les poireaux, les productions cornées restent généralement des exgénèses bénignes, à cause du petit nombre de leurs vaisseaux sanguins et de leur faible tendance à s'étendre dans les régions du voisinage.

Les épithélihémas des surfaces épidermiques, désignées par le peuple du nom de croûtes de vieillesse, ceux qui sont enkystés par l'utricule des glandes sébacées, que Boyer appelait sarcomes, les papillômes, s'accroissent très-lentement en raison de leur peu de vascularité.

Les variétés qui affectent la disposition de petits dépôts durs ou mous, disséminés dans les aréoles du derme, et les tissus sous-cutanés, sont très-difficiles à guérir à cause de la grande difficulté à détruire leurs réseaux vasculaires épanouis sur de vastes surfaces.

Les épithélihémas ulcérés du rebord muqueux des lèvres, des paupières, des fosses nasales, de la voûte palatine, du conduit auditif, exposés à des mouvements ou des frottements incessants, prennent souvent un accroissement rapide et deviennent en peu de mois inopérables.

Les diverses formes d'épithélihémas que j'ai fait connaître (les verrues, les poireaux, les productions cornées étant exceptées) méritent le nom de cancers. Ce qui donne la malignité aux tumeurs qui ont pour élément fondamental le globule cancéreux, c'est leur tendance à s'accroître en faisant résorber tous les tissus normaux qui les entourent. Plans cutanés, muqueux, musculaires, cartilages, os, artères, nerfs, disparaissent autour des épithélihémas, ou se transforment en corpuscules mous, et en matière amorphe. Sur plus de 600 épithélihémas que j'ai traités sur diverses régions du corps, je n'ai jamais observé leur généralisation à toute l'économie. J'ai vu cinq à six fois les ganglions du cou être le siége d'épithélihémas secondaires au voisinage d'ulcères épithéliaux qui leur envoyaient des arborescences sanguines rougeâtres. Les cancro-épithélihémes tuent parce qu'en s'étendant ils finissent par gêner des fonctions importantes.

CHAPITRE III

I. Caractères physiques, cliniques et microscopiques des leptomerhémas. — II. Des sphérulhémas. — III. Des leucocythémas. — IV. De l'ouci amorphéma et du sommyhéma.

I. *Cancro-Leptomérhémes.* — Le leptomerhéma est une production pathologique des réseaux vasculaires exhalants du derme cutané et muqueux.

J'ai étudié le cancer leptomerhème sur le nez, la pommette, le front, la paupière supérieure, la voûte palatine, le col de l'utérus.

Cette exgénèse s'est présentée à mes investigations sous plusieurs aspects physiques tels que tumeurs dures, molles, revêtues d'une peau normale, sous forme de papilles hypertrophiées; ou bien encore à l'état de dépôts, susceptibles de se recouvrir de croûtes.

Les molécules albumino-fibrinoïdes qui composent les leptomerhémas sont bien plus gros que les atomes qui remplissent quelquefois les cellules d'un grand nombre de tumeurs. Leurs diamètres oscillent entre 1/4 et 7 à 8 millièmes de millimètre; ils s'agencent entre eux de plusieurs manières. Au niveau des papilles de la peau je les ai vu se souder sans intermédiaire de substance amorphe et composer de longues et minces saillies rosées, ou papillômes très-riches en vaisseaux sanguins.

Dans l'épaisseur du derme ils s'empâtent parfois à de la substance amorphe, à des fibres celluleuses et à de rares vaisseaux pathologiques. Le tissu qui résulte du mélange de ces divers éléments a la blancheur et la consistance du lard.

Une troisième variété de cancer leptomérhéme forme des tumeurs molles d'un blanc presque lactescent. Les molécules ramollies semblent divisées en lobules par les mailles du réseau pathologique.

Je montrerai dans les observations que le leptomerhéma est susceptible d'acquérir un grand développement. Ces ulcères ressemblent aux ulcères épithélihémateux. L'irritation et une riche vascularité activent son développement. En croissant, il détermine la résorption de tous les tissus normaux qui l'environnent; aussi n'ai-je pas hésité à le ranger dans la famille des cancers locaux; il a une grande tendance à la récidive sur place à cause de son système sanguin qu'il n'est pas toujours facile de détruire en entier.

Molécules de nature fibrino-albuminoïde qui composent les leptomerhémas.

II. *Sphérulhémas.* — Je n'ai jamais observé les cancers locaux qui me restent à décrire sous l'apparence de tumeurs revêtues d'une peau normale, mais sous l'aspect de dépôts durs ou mous, et d'ulcères aplatis, raboteux, mamelonnés, serpigineux. Les cancrosphérulhémes se composent d'un plasma-amorphe d'une quantité innombrable de globules de sang décolorés et parfois jaunâtres, de petits vaisseaux diaphanes qui laissent apercevoir du sang rutilant très riche en hématies. Ces divers éléments constituent un tissu homogène d'un blanc jaunâtre ou d'une nuance faiblement rosée.

Les praticiens qui voudront étudier la structure du sphérulhéma à son début le rencontreront sur de petites rougeurs ou plans vasculaires chroniquement enflammés, qu'un certain nombre de personnes portent sur leur visage après l'âge de 50 ans ; je l'ai aperçu moi-même pour la première fois au centre d'une tâche rosée située sur la peau de la lèvre supérieure. De la grosseur d'un grain de maïs, il consistait en un tissu mou, jaunâtre, revêtu d'une croûte brunâtre très-mince et peu adhérente. L'ayant dépouillé de son opercule sans déterminer d'hémorrhagie, je le raclais légèrement avec le dos d'un bistouri pour voir au microscope les corps figurés contenus dans son suc; je ne notai que des cellules qui, par leurs dimensions, leurs contours, leur forme, devaient être rapportées à des hématies.

Ces hématies étaient circulaires, biconcaves, ou à surface plane. Quelques-uns avaient acquis une disposition lamellaire par l'effet de l'exosmose, tandis que plusieurs étaient devenus globuleux par l'absorption de la lymphe qui les baignait. Leurs diamètres variaient comme pour les globules du sang entre 4 et 7 millièmes de millimètre. Le liquide contenu dans presque tous ces utricules était incolore. En se desséchant sur la plaque de verre où je les avais mis, beaucoup se métamorphosaient en petites molécules; d'autres se fondaient entièrement dans le liquide qui leur servait de véhicule. Un petit nombre conservaient indéfiniment leur forme circulaire ou devenaient polyédriques par la pression qu'ils exerçaient les uns sur les autres.

La sève de la tumeur étudiée, j'écrasai entre deux lames de verre son tissu; je n'aperçus encore que les petits corps que je viens de décrire, enclavés dans du blastème amorphe plus ou moins solidifié.

Après 1866 j'ai observé le sphérulhéma sous l'apparence d'une forte masse rougeâtre mamelonnée faisant une saillie considérable sur le visage, où elle avait déterminé la résorption de la peau et du tissu cellulaire sous-cutané. J'ai fait de ces tumeurs ma troisième classe de cancers locaux.

Dessin des hématies décolorés du sphérulhéma de la joue gauche du nommé Bégué, âgé de 50 ans, domicilié au village de Saint-Georges (canton de Cologne).

Gross. 200 diam.

A côté de la marque droite de la parenthèse, les hématies décolorés, ou d'une faible nuance jaune, sont à l'état frais et isolés les uns des autres. Leur forme est lenticulaire; leur centre réfracte la lumière plus facilement que leurs contours.

Auprès de la marque gauche de la parenthèse les hématies, pressés les uns contre les autres, ont pris des contours ovalaires et anguleux. — Les figures centrales représentent les hématies qui ont pris par la dessiccation la forme de molécules (1).

III. *Cancro-Leucocythèmes.* — J'ai donné à ma quatrième espèce de cancer local le nom de leucocythéma. Je l'ai étudié pour la première fois sur le rebord muqueux de la lèvre inférieure d'un homme de 60 ans du village de Montégut (Haute-Garonne). Le tissu qui le constitue est blanc, un peu mou, et transpercé de petits vaisseaux dans lesquels circule un sang enflammé, et par conséquent riche en fibrine. Il est tantôt revêtu d'un opercule croûteux peu adhérent, tantôt dénudé. Le suc que les tumeurs leucocythémiques laissent sourdre est souvent laiteux comme celui du squirrhe. Les éléments qu'il tient en suspension ressemblent si bien aux vésicules que l'on désigne du nom de leucocythes que je mets au défi les plus habiles micrographes d'Europe de les en différentier. Ce sont des corps sphériques, blancs, lisses. Leurs enveloppes ne m'ont pas paru nettement distinctes de leur contenu

(1) Feltz, Picot, Charles Robin, prétendent que les vaisseaux sanguins dépourvus de stomates ne peuvent pas laisser échapper des globules de sang. Mes recherches m'ont depuis longtemps prouvé qu'une telle opinion était vraie pour l'état normal. Ainsi j'ai recueilli la lymphe que fournissaient les écorchures accidentelles de la peau. Je l'ai trouvée exempte de corps organisés. Mais lorsque les capillaires sanguins sont irrités, congestionnés, enflammés, il m'est impossible de douter qu'ils ne laissent filtrer des globules de sang. Voici des exemples :

Regardez au microscope la sérosité que fournit la peau irritée par un vésicatoire. Elle contient des globules de sang reconnaissables à leurs dimensions, leur forme lenticulaire et la petite quantité d'hématosine qui les colore encore.

Dans la congestion passive des poumons, la sérosité expectorée est noirâtre. Cette sérosité noire dépend d'une multitude de globules remplis d'hématosine non oxygénée. Les médecins modernes ont comparé une pareille expectoration à du jus de réglisse; les anciens à la lie d'huile (*in peripneumonia, sputum amurcosum malum* (Boherave). Elle n'est pas symptomatique comme on le croit généralement de l'inflammation grave des poumons, mais de la stase du sang dans les ramifications de l'artère pulmonaire. Je m'en suis convaincu par l'autopsie.

A la période ascendante de la fluxion de poitrine, les crachats renferment une multitude de globules gorgés d'hématosine vermeil. A la période moyenne les globules ne sont pas moins nombreux dans les mucosités rejetées; seulement ils contiennent moins d'hématosine, ce qui leur donne un aspect verdâtre.

Enfin, après la défervescence, les corpuscules sanguins extravasés sont encore nombreux et n'ont plus d'hématosine.

qui est homogène, et dans quelques tumeurs finement granulé. Leurs diamètres varient entre un et vingt millièmes de millimètre. Etalés sur une lame de verre, plusieurs se dissolvaient dans le liquide glutineux qui les enveloppait, beaucoup en séchant affectaient la forme d'une surface plane circulaire.

Le suc des leucocythémes examiné, je soumettais au microscope une tranche de leur partie solide préalablement écrasée entre deux plaques de verre. Mon investigation m'apprenait qu'elle ne contenait qu'une matière blanche amorphe et des leucocytes. Dans les points de la tumeur, où ces derniers corps étaient trop fortement pressés les uns contre les autres, ils s'étaient déformés et avaient acquis des configurations polyédriques. Si les médecins veulent vérifier l'exactitude avec laquelle je décris le cancro-leucocythème, ils doivent étudier ses éléments sur des tumeurs fraîchement extirpées. Dans la tumeur qui n'est plus à l'état frais, ils se modifient profondément. En se desséchant, ils s'agglutinent et se segmentent en molécules et en squames qui empêchent de comprendre quelle a été primitivement leur constitution (1).

Le tissu leucocythémique mérite encore le nom de cancer parce qu'à mesure qu'il augmente de volume il détermine la résorption de toutes les parties normales qui l'environnent:

Dessin des leucocythes d'un cancro-leucocythéme qui a transpercé la paroi convexe du nez de la femme Dore, du village de Sainte-Livrade.

Le groupe *a* ne renferme que des leucocytes à l'état frais, isolés les uns des autres. — Dans le groupe *b* ou central ils ont pris des contours sinueux par l'effet de la dessication. — Auprès de la marque droite de la parenthèse on les voit accolés les uns aux autres et de forme polyédrique.

IV. *Cancro-ouciamorphème et Cancro-sommyhème.* — Pour compléter la description des cancers locaux qui ont été soumis à mes investigations, je mentionnerai deux tissus de nature maligne que

(1) La génération des leucocytes comme élément configuré des tumeurs est facile à être expliquée. Les médecins qui manient le microscope savent que ces petits corps naissent facilement dans les blastèmes qui proviennent d'un sang plus ou moins enflammé. Les Allemands admettent que les leucocytes se forment dans la rate, les vaisseaux et les ganglions lymphatiques. Les globules purulents ont quelquefois des enveloppes sphériques et unies qui ne permettent pas de les différentier des leucocythes. La question de la leucocytogénie est bien loin d'être élucidée.

j'ai rencontrés dans ces dernières années sur la lèvre inférieure. Je les ai nommés ouciamorphéma et sommyhéma.

La cause qui avait fait naître le cancer ouciamorphéme, chez un homme de trente ans, était l'emploi très-répété d'une pipe culotée. Il s'était substitué à la lèvre inférieure jusqu'au voisinage de son union avec l'os du menton. Il consistait en un tissu fibrino-albumineux dur, blanc, sillonné de quelques rares vaisseaux nourriciers simulant des stries rougeâtres. Examiné au microscope, ce produit ne me laissa voir qu'une substance homogène, blanche, amorphe, exempte de corps figurés. Je rapporterai dans le second paragraphe de ce livre cette observation qui m'a fait admettre une sixième espèce de cancer local.

La formation du cancer à éléments musculeux fut provoquée chez une femme de 50 ans par une dent canine de la mâchoire supérieure qui pinçait le rebord muqueux de la lèvre inférieure toutes les fois que le sujet parlait ou mangeait. Il s'était substitué à une grande partie de la lèvre et consistait en une matière un peu molle, amorphe, dans laquelle étaient empâtés des corpuscules allongés irréguliers ayant des diamètres bien plus considérables que les éléments des tumeurs qui précèdent. Leur teinte était légèrement rosée. Je les considérai comme une altération des fibres musculaires de la lèvre ou des corpuscules musculaires. Voici les dessins de leurs configurations à un grossissement de 200 diamètres.

L'état de congestion, d'irritation, d'inflammation qui affecte les les réseaux vasculaires des cancers locaux m'ayant paru influer sur la nature de leurs éléments figurés, on conçoit que j'ai dû souvent rencontrer des tumeurs contenant à la fois de l'épithélium, des molécules, des globules de sang décolorés, des leucocytes.

CHAPITRE IV

I. Causes prédisposantes et déterminantes des cancers locaux. — II. Rôle des vaisseaux pathologiques dans leur génèse. — III. Réseaux capillaires carcinogènes.

Divers auteurs qui ont écrit sur l'affection cancroïde et épithéliale prétendent qu'un mystère profond nous cache les causes qui donnent naissance à ces produits, d'où je conclus qu'ils les ont bien rarement observés à leur début. Pour mon compte, qui traite fréquemment à l'état naissant les nombreuses espèces de cancers locaux que l'on désigne sous les deux noms que je signale, j'estime avoir saisi dans bien des cas la vraie raison de leur génèse. Je divise leurs causes en prédisposantes et en déterminantes.

I. *Causes prédisposantes.* — Age mûr et vieillesse. — La jeunesse est exempte de cancers locaux, ou du moins je n'ai jamais rencontré un seul enfant ou un adolescent qui en fût affecté; une pareille immunité dans les premières périodes de la vie trouve sa raison dans la grande force vitale des organes et du sang. La désassimilation des parties solides du corps et leur régénération chez les sujets jeunes est si facile qu'ils ont, en quelque sorte, des organes toujours nouveaux, doués du maximum de vitalité et par conséquent très-aptes à lutter avec avantage contre une foule d'agents extérieurs ou internes qui ont de la tendance à faire dégénérer leurs matières viables. L'âge mûr et la vieillesse sont, au contraire, très-favorables à la formation des cancers locaux. J'ai rencontré le cancro-ouciamorphéme à l'âge de trente-deux ans et un grand nombre de cancro-épithélihémes des couches profondes de la peau entre 40 et 50 ans. Les vieillards sont plus particulièrement sujets aux épithéliémes, aux sphérulhémes, aux leucocythémes qui débutent sur les plans épidermiques de nos tissus. Examinons les raisons d'une telle disposition de l'âge mûr et de la vieillesse. — Le sang, par un âge de plus en plus avancé, devient de moins en moins reconstituant. Un certain nombre de capillaires chargés de sa distribution s'oblitèrent et produisent les rides au moyen de leurs fibres élastiques dont l'action n'est plus contrebalancée par l'acte circulatoire. Cet affaiblissement du sang et l'oblitération des vaisseaux en s'opposant au renouvellement des organes les laisse, bien plus longtemps que dans la jeunesse, exposés à des causes qui jouent, comme on le verra bientôt, un rôle si important pour faire surgir les tissus cancéreux de nature locale.

Si l'affaiblissement du sang, le ralentissement de l'assimilation et de la résorption moléculaire me paraissent être les causes prédisposantes des affections qui nous occupent, seules dans la majorité des cas elles ne les feraient pas naître puisque l'on voit beaucoup d'adultes et de vieillards en être exempts. Il faut donc encore l'intervention d'un autre ordre de causes. L'observation répétée bien des fois m'a appris que ces nouvelles causes consistaient dans tous les agents qui entretenaient une irritation chronique dans les tissus. Aux points chroniquement irrités apparaissent des vaisseaux pathologiques ou carcinogènes qui élaborent, puis déversent les plasmas dans lesquels on trouve les divers corps figurés que j'ai dessinés. Par cet exposé il est aisé de prévoir que les régions qui sont le plus soumises à des causes d'irritation sont aussi le plus sujettes aux cancers locaux. Si pour baser mes descriptions sur des documents exacts je fais le relevé de cinquante observations que j'ai recueillies, je vois que ces affections se répartissent comme il suit :

Une fois elles résident sur une poitrine, une cuisse, un cou, à la partie postérieure et inférieure d'un avant-bras, vers l'ouverture anale, autour du méat urinaire, sur le col de l'utérus.

Deux fois elles sont situées sur la face dossale d'une main.

Cinq fois dans le pavillon d'une oreille et dans le conduit auditif.

Six fois aux orifices des fosses nasales.

Sept fois à l'angle interne d'un œil ou sur la paupière inférieure.

Onze fois sur le rebord muqueux des lèvres (dix fois à la lèvre inférieure et une fois à la supérieure).

Vingt et une fois sur différents points des joues et du nez éloignés des orifices.

D'après ce dénombrement c'est la face qui est le plus sujette à la maladie. Ce résultat ne doit pas étonner puisque l'observation démontre qu'aucune autre région n'est aussi exposée à autant d'agents irritants tels que coups, pressions, grattages, séjour prolongé de vieux détritus épidermiques et de poussières irritantes. — Parmi les ouvertures naturelles c'est la muqueuse des lèvres qui est le plus souvent attaquée. Cette plus grande fréquence du mal aux lèvres qu'à l'entrée des autres conduits m'a paru dépendre de leur exposition à un plus grand nombre d'agents excitateurs. Si j'énumère les causes qui ont fixé la maladie sur les orifices autres que le buccal, je constate, toutes les fois que je les saisis, des frottements, le contact de substances irritantes, l'abandon de vieilles couches épidermiques et des sécrétions glanduleuses sur les points où elles ont été déversées.

Voici maintenant ce que j'ai noté pour les cancers locaux des lèvres :

Un roulier, âgé de 50 ans, un médecin qui en a 58, un entrepreneur de travaux publics provoquent des cancers locaux vers un angle de l'orifice buccal avec des cigares dont ils font un fréquent usage. Un brassier, âgé de 32 ans, développe le cancer à substance amorphe (ouciamorphéme) sur tout le rebord muqueux de la lèvre inférieure avec une pipe culotée qu'il tient presque constamment à la bouche. Un maquignon qui parcourt sa soixantième année fait naître la lésion avec de l'eau-de-vie. L'affection se montre d'abord sur les parties de la lèvre inférieure que touche souvent un petit verre mouillé d'un tel liquide.

Une femme de 62 ans, dont le travail journalier est de filer des étoupes, développe sur sa lèvre inférieure une rougeur permanente de l'étendue d'une pièce de deux francs; une moitié repose sur la face muqueuse de la lèvre, l'autre moitié sur la face cutanée. Ce réseau ne tarde pas à se changer en un ulcère qui me força à couper toute la lèvre. — Une seconde femme, de 54 ans, détermina une affection analogue (cancro-sommyhéme) avec une dent canine de la mâchoire supérieure qui pinçait le rebord muqueux de la lèvre inférieure toutes les fois que l'orifice buccal était fermé.

Le cas où la lèvre inférieure a été affectée concerne une femme de soixante-cinq ans. Plusieurs croûtes épidermiques brunâtres apparurent sur divers points du visage. L'une d'elles gagna par extension la muqueuse de la lèvre supérieure, et y provoqua la formation d'un cancer local.

Dans les régions éloignées des orifices, j'ai consigné les causes efficientes les plus diverses. Un Monsieur que je traite, me raconte, comme il suit, la venue de son mal. J'ai fait usage, pendant plusieurs jours consécutifs, d'iodure de potassium. Ce remède a provoqué à la région fossière droite un furoncle qui s'est abcédé, et a laissé, en se cicatrisant, une rougeur sous-épidermique persistante. Celle-ci, fréquemment irritée durant de longs voyages faits sur un tilbury mal suspendu, est devenue le siége d'un ulcère qui refuse de se cicatriser, et pour lequel je vous consulte.

Un cantonnier de l'Isle-Jourdain, âgé de cinquante-huit ans, m'expose ainsi l'origine de son cancer : il y a plusieurs années, en déchargeant un fusil à pierre, de la poudre vint s'incruster dans la peau qui s'étale sur la pommette de la joue droite et la colora en noir sur un espace d'un centimètre de diamètre. Voulant effacer cette tache, je l'ai très-souvent grattée et ai fini par provoquer la formation d'une tumeur pour laquelle je réclame votre concours. (Epithélihéme.)

Une femme de quarante-cinq ans, atteinte d'un léptomérhéme, me fait le récit suivant sur la génèse de son affection : un ouvrier lança, dans le chantier où je travaillais, un de ses souliers dans les airs. Ce corps, en retombant, vint me frapper sur la partie connexe du nez, et amena une congestion bleuâtre que je ne pus pas faire résoudre. Au bout de quelques mois, la peau fluxionnée sécréta des croûtes très sèches sous lesquelles un cancer s'est formé.

Une demoiselle de soixante-ans, atteinte sur la face latérale droite du nez d'un sphérulhéme, mé déclare que c'est l'irritation exercée par des lunettes qui est la cause de sa venue. Une petite rougeur, ou réseau vasculaire, se manifesta dans les points trop fortement comprimés, et exsuda un plasma-albuminoïde dans lequel je constatai comme corps figurés prédominants des globules de sang décolorés.

II. *Rôle des vaisseaux pathologiques dans la génèse des cancers locaux.* — J'ai recherché par quel mécanisme l'irritation ferait naître dans la période moyenne de la vie et la vieillesse les cancers locaux. Je ne saurais assez insister sur un tel point d'anatomie pathologique pour que les médecins en déduisent des indications thérapeutiques rationnelles.

Parmi les auteurs qui ont écrit sur les tumeurs épithéliales et cancroïdales, aucun, que je sache, n'a paru soupçonner la nécessité d'un système nourricier particulier pour leur évolution. De mon côté, qui observe tous les jours ces affections sous les aspects les plus divers, j'ai toujours noté comme cause certaine de la maladie l'apparition de vaisseaux capillaires d'une structure particulière, qui laissent circuler avec la plus grande facilité du sang plus ou moins rutilant que leur fournissent des artérioles. Ce sont ces petits vaisseaux disposés en réseaux, simulant des taches ou des stries d'un rouge plus ou moins vif, *qui déterminent une déviation de la nutrition normale.* Ces réseaux ne m'ont jamais paru indépendants de la circulation générale. Lorsqu'ils sont situés dans les couches superficielles de la peau, j'ai toujours pu me convaincre qu'en les irritant, je les gorgeais, avec une grande rapidité, d'un sang beaucoup plus rutilant que celui qui les remplissait avant l'application du stimulus. La première goutte de leur blastème, étant déposée en dehors de leurs tuniques, forme une petite tumeur qui continue à s'accroître par un travail exosmotique semblable à celui des premiers jours.

La nature du tissu où les vaisseaux carcinogènes se manifestent, l'intensité de l'irritation dont ils sont le siége, influent sur l'espêce de corps figurés du cancer local. Apparaissent-ils dans la couche papillaire de la peau par l'effet d'une irritation chronique et légère? ils engendrent des tumeurs composées des diverses variétés d'épithélium que j'ai dessinées. Ont-ils commencé dans le tissu musculaire et fibreux? ils produisent des myosômes et des molécules. Deviennent-ils le foyer d'une vive irritation? les éléments figurés qui précèdent sont remplacés par des globules de sang décolorés et des leucocytes.

L'observation m'a encore appris que lorsque le cancer avait acquis de fortes dimensions, ses vaisseaux bourgeonnaient à des distances variables dans les parties normales, y constituaient parfois des réseaux, au niveau desquels se faisaient de nouveaux dépôts cancéreux. Ceux-ci, de prime abord latents, échappent le plus souvent aux recherches du chirurgien qui opère la tumeur primitive, et sont considérés, quand ils deviennent ostensibles, comme des cas de récidive. J'ai montré cette disposition à mon honorable ami le docteur Esparbes, de Lévignac, sur une joue enlevée, pour une tumeur épithélo-leucocythémique, chez un Monsieur de quarante-huit ans qui m'était adressé par un médecin d'Afrique.

Il m'est aisé de prouver expérimentalement que les cancers de nature locale dépendent bien réellement d'un système sanguin spécial. Pour l'établir d'une manière irrécusable, j'ai mortifié par des pâtes arsenicales des ulcères cancéreux divers qui envoyaient dans les parties environnantes un ou deux de leurs vaisseaux capillaires remplis de sang artérialisé. Lorsque la suppuration a été établie sous le tissu morbide frappé de mort, je l'ai détaché et ai rendu visible une nappe de pus entrecoupée de plusieurs points rouges, marques du lieu précis où les vaisseaux pathologiques ont été sectionnés. A de tels niveaux, j'ai toujours vu repulluler autant de cancers que j'avais laissé persister de capillaires rougeâtres sur les limites de la tumeur. C'est donc à l'existence de tels vaisseaux aux alentours de la plaie que l'on fait en enlevant un cancer de nature locale qu'est due souvent la récidive.

III. *Réseaux capillaires carcinogènes.* — Les vaisseaux des cancers locaux m'ont paru différer des physiologiques par l'asthénie ou l'affaiblissement de leurs éléments contractiles. Le premier effet des excitants sur les réseaux vasculaires exhalants normaux est de déterminer leur resserrement qui amène la pâleur. Le résultat primaire d'une excitation quelconque, qu'elle agisse sur les taches rosées qui vont sécréter le cancer local, ou sur les vaisseaux qui l'ont sécrété, est l'extension de leur diamètre transversal et l'accroissement de leur teinte rutilante.

L'atonie des vaisseaux carcinogènes peut être encore démontrée par leur division. En coupant un de ces capillaires gorgé de sang artérialisé, j'ai toujours produit une hémorrhagie en nappe dont l'abondance était sans proportion avec le petit calibre du conduit.

L'organisation de ces vaisseaux explique leur manque de rétractilité. Ne pouvant pas les isoler des tissus qui leur servent de support à cause de la faiblesse de leurs parois, et obligé, pour étudier leur structure, de les presser entre deux lames de verre avec les éléments morbides qui les environnent, les plus tenus ont échappé à mes investigations. Les vaisseaux du calibre d'une épingle à insectes ont une tunique celluleuse à fibres longitudinales, qui s'envoient dans leurs parcours un grand nombre de fibres anostomotiques sous des angles très-aigus. Cette tunique est parsemée de quelques noyaux ronds d'épithélium. Ce n'est que lorsque la tumeur cancéreuse devient très-volumineuse que quelques rares vaisseaux anormaux acquièrent des fibres élastiques et musculaires lisses, à direction annulaire, qui les changent en artères.

La faiblesse de texture du système vasculaire des cancers locaux modifie les effets que produisent les phlegmasies sur les petits vaisseaux. L'inflammation qui rend le sang stationnaire dans les vaisseaux capillaires normaux ne détermine d'autre action sur les vaisseaux cancéreux, que l'exagération de leurs diamètres transversaux. La couenne inflammatoire qu'elle développe dans le sang qu'ils contiennent est tout à fait incapable de les oblitérer. Je m'en suis convaincu par l'expérience qui suit, faite en présence de plusieurs médecins.

J'ai fortement irrité par des caustiques stimulants une grosse tumeur épithéliale du visage dont était affecté un homme de soixante ans. Ayant provoqué une réaction générale vive, j'ai ouvert un petit vaisseau à parois transparentes, rempli de sang artérialisé, qui allait du cancer à la peau environnante. Il m'a fourni l'écoulement facile d'un sang vermeil qui, en tombant goutte à goutte dans une assiette plate, s'est divisé en un grand nombre de petits coagulums, composés les uns de globules rouges, et les autres de fibrine blanche.

Le passage facile d'un sang riche en hématies et en fibrine dans des réseaux sanguins qui s'organisent pour une telle circulation, fait comprendre que leurs exsudats doivent différer de ceux que fournissent les vaisseaux exhalants, qui ne se laissent pénétrer que par un sang peu fibrineux et dépourvu de globules rouges. Les cancers locaux ne peuvent pas devenir le siége d'abcès, puisque le développement d'une grande quantité de couenne dans leurs vaisseaux nourriciers est incapable de produire la stase du sang nécessaire à la formation des foyers purulents. Des faits cliniques nombreux m'ont appris que les chirurgiens devaient s'efforcer de détruire totalement les vaisseaux carcinogènes pour obtenir la guérison persistante des tumeurs qu'ils engendrent.

CHAPITRE V

I. Diagnostic et pronostic des cancers locaux. — II. Diagnostic différentiel des cancers locaux et des squirrhes.

I. *L'aspect sous lequel les cancers locaux se présentent est si variable, qu'il est impossible de décider sans l'examen microscopique s'ils se composent uniquement d'épithélium, de globules de sang décolorés, de matière amorphe, de leucocytes, de molécules.* — Les cancers locaux ulcérés qui ne s'étendent pas au-delà des téguments sécrètent habituellement des couvercles croûteux composés d'épiderme, de pus, de globules de sang décolorés. Ceux qui ont envahi les couches sous-cutanées laissent filtrer un liquide séreux qui prend rapidement une odeur fétide au contact de l'air, et donne naissance à de nombreux animalcules de la famille des vibrions. Si le cancer local acquiert un grand développement sans subir de ramollissement, il finit par faire une saillie considérable au-dessus de la peau quand, au contraire, sa partie saillante s'est fondue à cause de son éloignement des artérioles qui lui apportent le suc nourricier; sa base restée dure et subjacente au derme présente une surface anfractueuse et des bords taillés à pic.

Les ulcères qui ne reposent pas sur des tissus riches en nerfs sensitifs ne sont le siége d'aucune douleur. Cette indolence laisse à la campagne bien des sujets dans une fausse sécurité et leur fait négliger pendant des années de vastes ulcérations cancéreuses de nature locale.

Lorsque, au contraire, le mal est situé sur des régions qui ont beaucoup de nerfs de la sensibilité, il suscite avec une facilité extrême de vives douleurs. J'ai vu un cancro-épithélihéma placé au niveau du bouquet nerveux qui émerge du trou malaire produire des élancements intolérables à la moindre excitation, telle que contact d'un corps quelconque, tiraillement exercé par la contraction des muscles du voisinage. Il en a été de même lorsqu'une ulcération profonde s'est établie au-dessous du conduit auditif externe. Dans ce cas la mastication des aliments devenait la cause d'un vrai supplice.

Une chose bien digne de remarque et qui indique que l'affection est purement locale, c'est la bonne santé que présentent la plupart des sujets qui ont des cancers locaux ulcérés. Non-seulement ces affections, quand elles ne gênent pas par leur situation l'accomplissement de quelque fonction importante, n'excitent pas de fièvre et d'amaigrissement, mais au contraire, par l'humeur qu'elles sécrètent, elles semblent opérer une dérivation utile en faveur des principaux organes de l'économie.

Je n'ai pas observé de fait qui me démontrât clairement que les cancers locaux se généralisassent à toute la constitution. Leur pronostic, à leur origine, est bien moins grave que celui du squirrhe, de l'encéphaloïde, de l'enchondrome; traités alors par les méthodes que je décrirai leur guérison est facile. Au contraire, s'ils ont pris une grande extension leur cure est souvent impossible à cause de la difficulté de détruire en entier tous les réseaux sanguins pathologiques ainsi que les éléments diffus de matière cancéreuse.

II. *Diagnostic différentiel.* — J'ai vu bien des médecins méconnaître le caractère malin des cancers locaux et leur appliquer des noms de fantaisie tels que tanne, mal des vieillards, hic, ulcères serpigineux, etc. Les produits avec lesquels ils les confondent le plus habituellement sont les tumeurs squirrheuses. Voici d'abord leur ressemblance avec ces dernières affections; j'établirai ensuite leurs caractères distinctifs.

Les squirrhes et un grand nombre de cancers locaux présentent à l'œil nu des trames blanches qui ressemblent à du lard ou à du cartilage. Situés sur des régions riches en nerfs sensitifs, ils provoquent par intervalle des douleurs névralgiformes. Les cancers locaux à l'état d'ulcère exudent comme les ulcères squirrheux un liquide séreux qui fermente rapidement au contact de l'air et exhale une odeur fétide.

Livrées à elles-mêmes, ces diverses dégénérescences font résorber, en croissant, les tissus physiologiques qui les entourent. Lorsque les cancers locaux et le squirrheux contiennent peu d'éléments normaux, je n'ai pas pu les faire suppurer par l'application des caustiques les plus stimulants.

Différences. — La trame lardacée des cancers locaux est presque toujours transpercée de vaisseaux capillaires rougeâtres. Si on l'incise elle fournit une hémorrhagie en nappe.

La vascularité du squirrhe est un thème d'études qui a conduit aux croyances les plus divergentes. MM. Berard et Schroder van der Kolk soutiennent qu'il ne contient que des artères, et que les veines ne se trouvent qu'à la périphérie de la tumeur. Lebert et Charles Robin admettent, en s'appuyant sur des injections, qu'il renferme des artères et des veines et une infinité de capillaires intermédiaires. Voulant me créer une opinion fondée sur des expériences personnelles, j'ai souvent excisé sur des sujets vivants des tranches de squirrhe sans déterminer la plus légère perte de sang, ou en provoquant l'issue de quelques jets de sang artériel; j'ai cru, en conséquence, très-longtemps que ce cancer n'était pourvu que de rares artères et qu'il pouvait toujours se différencier des cancers locaux par le manque de capillaires rougeâtres. Mais en 1874 (1), j'ai observé une tumeur squirrheuse de la mamelle gauche dans laquelle des capillaires diaphanes, remplis de sang artérialisé, étaient tellement multipliés que le nom de squirrhe hématode lui était applicable.

Pour établir sur cette tumeur un diagnostic certain, je fus obligé de laver les parties excisées avec de l'eau froide qui effaça rapidement les vaisseaux sanguins et fit apparaître la teinte blanche que le squirrhe présente ordinairement. J'examinai alors les éléments du produit au microscope. Je les trouvai tellement gorgés de matière atomique que je doutai de prime abord si j'avais sous les

(1) Depuis 1874 jai observé un second squirrhe de la mamelle avec des capillaires rougeâtres.

yeux des cellules épithéliales ou squirrheuses. Un examen attentif me fit découvrir un assez grand nombre de globules dans lesquels les atomes n'avaient pas effacé les noyaux munis de nucléoles. Cette tumeur mammaire était compliquée d'un squirrhe secondaire de l'aisselle.

Quand les cancers locaux récidivent, ils reparaissent au niveau de la cicatrice qui s'est formée après leur ablation, ou tout au moins à une faible distance du lieu où siégeait la première tumeur. Un tel résultat est dû à ce que l'opérateur n'a pas extirpé tout le cancer ou ses réseaux nourriciers.

Le squirrhe étant une affection générale reparaît sur place et dans des régions éloignées les unes des autres.

Les cancers locaux n'altèrent pas la masse du sang; ils tuent en gênant par leur accroissement des fonctions importantes.

Les squirrhes font mourir soit en gênant dans leur développement quelque fonction importante, soit en abaissant la vitalité du sang et de l'organisme. Ils ne produisent jamais de dérivation utile en faveur d'aucun viscère.

Attaqués par la poudre impalpable de sublimé corrosif, les cancers locaux fournissent des eschares blanches parsemées de taches brunes qui correspondent aux points où sont situés leurs vaisseaux sanguins.

Si je détruis par le bichlorure d'hydrargire des squirrhes exempts de vaisseaux capillaires, ce qui est la règle, je produis des eschares d'un blanc lactescent qui jaunissent légèrement en se desséchant.

Les corps figurés que renferment les cancers locaux ne peuvent pas être comparés aux globules du squirrhe. Les cellules épithéliales qui sont les éléments qui leur ressemblent le mieux n'ont pas de noyaux munis de nucléoles.

Les cancers locaux exigent pour se former l'existence de vaisseaux sanguins particuliers qui élaborent et exudent leurs plasmas.

Les cancers généraux ne nécessitent pas pour naître qu'une nouvelle disposition s'établisse dans le système vasculaire, ils dépendent de la formation dans le sang par une cause inconnue d'un suc lactiforme de nature albuminoïde qui s'organise en tumeurs quand il est éliminé dans les divers tissus.

Dans le paragraphe qui suit j'expose les observations qui m'ont permis d'admettre les sept espèces de cancers locaux que je viens de décrire.

FIN DU PREMIER MÉMOIRE.

SECOND MÉMOIRE

DE L'ACTION LOCALE DE L'ACIDE ARSÉNIEUX, DU CHLORURE D'OR ET DU SUBLIMÉ CORROSIF.

CHAPITRE PREMIER.

Classification des principaux escharotiques. — Caustiques propres à détruire les tumeurs de mauvaise nature. — L'acide arsénieux, ses mélanges et les caustiques stimulants suscitent une inflammation vive ou peu marquée, suivant que l'organisme est normal ou vicié par quelque diathèse qui affaiblit sa vitalité. — Réflexions sur les formules d'acide arsénieux que j'ai adoptées pour guérir des affections de nature diverse.

Lorsque le père de la médecine écrivait, il y a environ 2,300 ans, *quæ ignis non sanat ea incurabilia, vére dii possunt,* ou encore *carbone carbo vincitur*, il n'avait évidemment en vue que le fer proprement dit, le fer incandescent. Les médecins qui vinrent après lui employèrent d'autres caustiques. Dioscoride, le premier, fait l'éloge du sulfure jaune et du sulfure rouge d'arsénic. Au temps de Pline, Celse et Galien, la chaux vive, le verdet, le sel de Chypre ou bisulfate de cuivre, et le sulfate de zinc à l'état de minerai, etc., étaient employés concurremment avec les préparations arsenicales pour détruire les productions anormales de la peau et des muqueuses, telles que loupes, hémorrhoïdes, ongle incarné, tissu érectile, ulcères de mauvaise nature.

Les médecins modernes, à partir du commencement de ce siècle, ont prodigieusement étendu le nombre des caustiques et en ont fait plusieurs classifications. Malgaigne les a divisés en caustiques liquides, mous, solides, pulvérulents. Mailhe, se fondant sur la manière dont ils attaquent les tissus, a reconnu des caustiques coagulants et fluidifiants. Pour ma part, je les ai classés d'après le mode dont les organismes normaux réagissent contre leurs effets escharotiques. Ayant remarqué que plusieurs suscitaient une inflammation érésypélo-phlegmoneuse intense autour de la partie qu'ils frappaient de mort, tandis que certains autres mortifiaient les tissus non-seulement sans amener d'inflammation, mais encore en diminuant ou en éteignant le stimulus inflammatoire qui existait, j'ai désigné les premiers sous le nom de caustiques *stimulants*, et les seconds de caustiques *hyposthénisants*.

Dans la classe des caustiques stimulants, je range le bichlorure de mercure (stimulant non hygrométrique), les chlorures de zinc, d'antimoine et le sesqui-chlorure d'or (stimulants hygrométriques). — Dans la classe des caustiques hyposthénisants, je place la potasse, la soude, la lithine, la strontiane, la chaux, la baryte (1).

Enfin, ayant appris par des faits nombreux recueillis dans ma pratique que les poudres qui renferment de l'acide arsénieux éteignaient la vie dans nos organes par une vertu caustique et vénéneuse, double qualité que je n'ai jusqu'ici trouvé dans aucune préparation, j'ai créé une troisième classe de caustiques où je mets les mélanges d'acide arsénieux. Or, suivant qu'ils agissent comme escharotiques ou comme agents vénéneux, leurs effets diffèrent. Mettent-ils principalement en jeu leurs qualités escharotiques, ils développent autour du point qu'ils mortifient des phénomèmes de réaction de longue durée. Opèrent-ils plus particulièrement par leur propriété vénéneuse, ils n'excitent pas de phénomènes d'inflammation aux environs de la tumeur qu'ils frappent de mort, et dépriment même souvent alors la force vitale de tout l'organisme.

En conséquence, les poudres dont l'acide arsénieux est l'élément actif méritent, suivant la prédominance de leur vertu caustique ou vénéneuse, les dénominations de caustiques excitants ou asthénisants.

J'ai attaqué les cancers, affections qui ont peu de vitalité, par les divers remèdes que je viens d'énumérer. Or, je n'ai pas tardé à me convaincre que les caustiques hyposthénisants (potasse, soude lithine, strontiane, chaux, baryte) ne les mortifiaient que superficiellement, et que les parties mortes restaient indéfiniment adhé-

(1) Les caustiques chimiques jouent dans leurs combinaisons avec nos tissus le rôle d'acide ou d'oxide; je puis, en conséquence, les classer encore en caustiques acides et basiques.

rentes aux tissus vivants, tandis que le sublimé corrosif, les chlorures de zinc, d'antimoine et le sesqui-chlorure d'or formaient, avec les cancers, des eschares épaisses qui stimulaient l'inflammation éliminatrice.

Parmi le petit nombre de chirurgiens qui jusqu'à ce jour ont fait un usage fréquent de quelque caustique stimulant, aucun, que je sache, n'a déterminé par des caractères suffisants l'espèce de cancer qu'il a détruit. Aussi croient-ils que ces remèdes mortifient constamment, en provoquant une inflammation érésypélo-phlegmoneuse, effet qui n'a réellement lieu que lorsque l'organisme conserve une vitalité normale, c'est-à-dire dans le cas où la dégradation est sous la dépendance de causes purement locales.

Je vais, à mon tour, parler de l'acide arsénieux et de ses mélanges, dont je fais depuis vingt-sept ans un bien fréquent emploi, et je ferai tous mes efforts, après avoir bien diagnostiqué l'affection que j'attaque, pour montrer combien leur mode d'agir varie suivant que je les dirige contre :

1° Les cancers de nature locale qui sont engendrés par des vaisseaux pathologiques chez les sujets exempts de vice constitutionnel. (Voir le mémoire des cancers locaux) ;

2° Les squirrhes qui se développent sous l'influence d'un état pathologique général ;

3° Les hypertrophies lympathiques qui se produisent chez les personnes dont le sang est très-affaibli par la prolifération du tissu cellulaire de diverses régions et des capillaires sanguins et lymphatiques qui le parcourent ;

4° Les affections de la peau peu étendues de nature diverse.

Mais avant de rapporter mes observations, j'estime qu'il est utile d'exposer quelques considérations sur les préparations que j'emploie.

J'ai assez souvent mis en usage l'acide arsénieux à l'état de pureté, à la dose d'un quart de grain, à deux centigrammes. Voulant apprécier ses effets sur mon corps, j'ai dépouillé une verrue, dont j'étais affecté, de son épiderme et l'ai recouverte, sur un espace de cinq millimètres carrés, de quatre centigrammes d'acide arsénieux, en poudre fine, que je maintins en place avec du sparadrap. Après douze heures d'application, l'arsenic n'était pas tout combiné avec mes tissus. Néanmoins il avait fait une eschare noire, molle, épaisse d'un demi-centimètre et d'une surface triple de l'aire sur laquelle je l'avais mis. Les douleurs que je ressentais étaient si violentes que je m'empressai de détacher les parcelles du topique qui adhéraient encore à la partie mortifiée, et qu'après ce nettoiement pour calmer le sentiment de brûlure qui persistait, je fus obligé de maintenir pendant huit heures sur la région qui servait de support à ma verrue des compresses trempées dans l'eau froide. (Ἀρσενικὸν *habet vim stypticam, et escharoticam cum morsione violenta.*) — (Dioscoride.)

Cet essai m'avait appris qu'une dose minime d'acide arsénieux, qui ne peut pas empoisonner un sujet qui est à la période moyenne de sa vie, était néanmoins un puissant agent de destruction, et que la science ne connaissait pas de remède qui, à poids égal, put faire une eschare d'aussi forte dimension. Il m'avait encore convaincu qu'à l'état de pureté il provoquait des souffrances qui ne le cédaient pas en intensité à celles qu'excitent les caustiques les plus irritants (1).

Un second résultat fâcheux de l'emploi topique de l'acide arsénieux pur est son absorption facile. Un centigramme de ce composé, que j'ai mis sur une plaie très-vasculaire, chez une femme de soixante ans, a amené des vomissements sept heures après son application. Aussi sans le proscrire à l'état de pureté, où il rend d'éminents services lorsqu'il faut mortifier en profondeur, je l'associe dans la majorité des cas à d'autres poudres. En agissant ainsi, l'acide arsénieux ne cautérise plus avec rapidité, mais avec une grande lenteur, et en déterminant des douleurs très-supportables, qualités qui en font un remède incomparable contre les ulcères cancéreux de nature locale qui siégent sur les régions riches en nerfs sensitifs, aisselle, région malaire, ou sur des parties où l'on a à redouter les effets d'une désorganisation trop rapide (fosses nasales, lèvres, paupières).

Les formules auxquelles j'ai habituellement recours sont au nombre de deux. La première, que j'ai vu appliquer en 1849 par M. Manec, se compose :

Acide arsénieux porphyrisé.......	1 gramme;
Éponge carbonisée................	3 grammes;
Sulfure rouge de mercure........	6 grammes.

Mêlez.

(1) L'action caustique de l'acide arsénieux n'étant que très-lentement neutralisée par la petite quantité de potasse, de soude, de chaux que nos tissus renferment, se continue bien plus longtemps que dans le sublimé corrosif, les chlorures de zinc, d'antimoine et d'or, qui deviennent en quarante-huit heures insolubles par leurs combinaisons avec une suffisante quantité de matière animale. Transformé en arsénite soluble, l'acide arsénieux ne cautérise pas, mais empoisonne les tissus avec lesquels il est en contact.

Cette poudre est beaucoup plus active, quoique avec deux fois moins d'acide arsénieux, que celle de Rousselot, parce que au sandragon, qui est une résine astringente, on a substitué l'éponge carbonisée qui est inerte.

Quand la texture vasculaire de la tumeur me fait redouter l'application de cette formule, j'emploie la suivante qui m'est personnelle :

Poudre d'acide arsénieux..................	1	gramme.
Poudre impalpable de sublime corrosif	1	—
Amidon....................................	1	—
Cinabre...................................	7	—

Mon second mélange se conserve longtemps sans s'altérer d'une manière bien sensible. Néanmoins, après sept à huit mois de préparation, je puis démontrer que presque tout son deuto chlorure de mercure a été réduit.

La cautérisation en flèche avec les préparations arsenicales rend quelquefois d'éminents services dans les tumeurs profondément situées, néanmoins c'est en nappe qu'on doit surtout les appliquer pour qu'on puisse facilement les détacher si elles déterminent des symptômes d'intoxication générale.

Avant de me servir des mélanges que je viens de formuler, je les transforme avec de l'eau, de la salive, de l'huile ou du laudanum, en pâte, que je mets en couche plus ou moins épaisse sur la surface malade dépouillée de son épiderme et des croûtes qu'elle sécrète. J'empêche le remède de fluer en le revêtant de toile d'araignée.

Lorsque la tumeur à détruire est volumineuse, je suis dans l'habitude d'en exciser une forte partie avant de l'attaquer par des topiques arsenicaux. En me comportant de la sorte, je raccourcis le chemin par lequel le remède doit faire sentir ses effets avant de modifier la base de la dégénérescence, ce qui est le point capital

CHAPITRE II.

Effets de l'eau saturée d'acide arsénieux sur les cancro-épithélihémes à l'état rudimentaire des couches superficielles de la peau et des muqueuses ; observation. — Étude de l'action des pâtes arsenicales étendues en couche épaisse sur des cancers locaux volumineux. — Six observations de cancers épithélihémes, trois de leptomérhémes, deux de leucocythémes, une de sphérulhéme. Destruction de ces divers produits par les pâtes arsenicales, le sublimé corrosif, le chlorure d'or et l'instrument tranchant. — Extirpation avec des ciseaux d'un cancer ouciamorphéme et d'un cancer sommyhéme. — Guérison par diverses méthodes de trois cancers locaux constitués d'éléments figurés divers et de deux réseaux sanguins carcinogènes avant qu'ils aient sécrété des tumeurs cancéreuses.

Les modes de génèse des cancers locaux que j'ai exposés dans le premier paragraphe de ce livre indiquent que leur développement est subordonné à l'action de causes locales, et que les points de la peau, des muqueuses, du tissu cellulaire et des muscles, où ces causes agissent, méritent d'appeler toute l'attention des médecins. Les moyens que j'ai expérimentés pour guérir ces affections sont des ablutions résolutives, des agents caustiques, vénéneux, et l'instrument tranchant.

Ablutions résolutives. — Je ne passerai pas sous silence les ablutions que mon père et moi mettons en usage pour effacer les cancro-épithélihémes à l'état rudimentaire des couches superficielles des tégumens. Ainsi lorsque le mal ne consiste qu'en taches rosées revêtues de croûtes épidermiques, ou en très-petits boutons, des bains ou des lavages répétés pendant un nombre variable de jours, avec de l'eau saturée d'acide arsénieux, rétablissent la peau dans une situation normale en décongestionnant les vaisseaux pathologiques ou en provoquant la sécrétion de pus qui élimine la plaque cancéreuse.

Parmi les nombreux exemples de guérison que je pourrai rapporter par un tel procédé, je ne rapporte que le suivant qui m'est personnel :

Observation. — En décembre 1873, ma famille m'avertit que je suis affecté à côté de l'aile gauche du nez d'un bouton du volume d'une tête de forte épingle, qui soulève une lame épidermique fine sans l'ulcérer.

Ayant soigneusement examiné le produit morbide que je n'ai pas senti se développer, je lui trouve la plus grande analogie avec un cancer-épithélihème à l'état naissant : il est dur, arrondi, indolent; la peau qui l'entoure est normale. Je le traite comme il suit : j'emporte avec moi, dans mes tournées médicales, un flacon rempli d'eau à laquelle j'ai ajouté plus d'acide arsénieux qu'elle ne peut en dissoudre. A toutes mes haltes, je renverse l'ouverture de ma fiole sur le papillôme. De tels bains ne tardent pas à lui communiquer une teinte violacée en l'empoisonnant ; il est ensuite éliminé en quelques jours par du pus.

Caustiques. — L'inexpérience des médecins dans le choix judicieux des caustiques est cause que bien loin de détruire les cancers locaux, ils excitent leur croissance. Des essais m'ont appris qu'il fallait rejeter comme dangereux le nitrate d'argent, l'émétique, les acides minéraux (acide sulfurique, nitrique, chlorhydrique), qui irritent les cancers sans les détruire profondément.

Les alcalis potasse, soude, lithine, strontiane, chaux, baryte, ne conviennent pas non plus, parce qu'en cautérisant les tumeurs malignes ils n'enflamment pas les tissus qui les supportent.

Les composés chimiques auxquels je donne la préférence mortifient avec facilité les diverses trames cancéreuses et forcent les parties qui leur sont adjacentes à sécréter un pus phlegmoneux que je considère comme le plus puissant modificateur de la disposition au retour de la maladie.

Les remèdes qui réalisent les deux conditions que je signale sont le sublimé corrosif, les chlorures de zinc, d'antimoine, d'or, mais principalemeut l'acide arsénieux pur et mes deux formules de pâte arsenicale. J'ai souvent obtenu, par ces derniers mélanges, des cures considérées comme impossibles par un grand nombre de médecins. Ils mortifient en une application avec plus de lenteur, moins de douleur et plus de précision que tous les caustiques stimulants connus. Voici la série des phénomènes qu'ils suscitent :

Effets de mes deux mélanges d'acide arsénieux sur les cancers locaux. — Lorsque j'applique sur une tumeur cancéreuse de nature locale mes pâtes arsenicales en couche épaisse, la première action du remède est de provoquer l'excrétion d'un liquide transparent qui prend l'aspect de la gomme en se concrétant sur l'appareil ou à ses alentours. Après plusieurs heures, ce suc cesse de couler, et l'emplâtre contracte des adhérences avec le tissu morbide. Aussitôt que cette adhérence est établie, les parties normales qui entourent le cancer deviennent le siége d'une inflammation érésypélo-phlegmoneuse qui persiste de cinq à quinze jours, c'est-à-dire tout le temps que le topique cautérise. Les honorables praticiens qui signalent ces douleurs avec des expressions imagées, les confondent avec celles qu'occasionnent certains composés arsénicaux à l'état de pureté. Elles ne sont pas continues comme dans les cas où l'on emploie l'acide arsénieux seul. Les malades intelligents les comparent à des élancements et à des morsures. Elles cessent en même temps que le mouvement fluxionnaire qui s'est produit autour de la tumeur. La profondeur à laquelle la pâte arsenicale cautérise ou empoisonne varie, suivant l'épaisseur de la couche de remède et la densité du tissu malade, entre un millimètre et plusieurs centimètres.

Le travail d'élimination commence ordinairement vers le quatrième jour après l'application du topique. Le pus de bonne nature par lequel les parties mortes sont déracinées n'est pas fourni par le cancer qui n'est pas apte à suppurer, mais par les tissus environnants. Ce pus se forme avec tant de lenteur sous l'eschare qu'il se concrète ordinairement en croûtes à mesure de son excrétion, de sorte que la solution de continuité se cicatrise d'une façon latente à l'abri du contact de l'air. Le cancer est complètement séparé des parties normales par la croûte purulente dans un espace de temps qui varie suivant l'importance de la tumeur et la dose du remède appliqué entre quinze jours et trois mois.

Chez un grand nombre de sujets, pour hâter la guérison, je détache le cancer huit à dix jours après l'apposition du topique, époque où la suppuration est bien établie à sa circonférence. Je mets alors à découvert, si le produit morbide a été mortifié dans toute son épaisseur, une plaie de bonne nature sur laquelle j'ai plusieurs fois distingué des points d'un rouge vermeil qui sont des vaisseaux pathologiques coupés, allant de la tumeur aux régions voisines. Quand j'ai laissé la cicatrisation s'opérer sans compléter la mortification de ces capillaires, ils ont toujours reproduit, comme je l'ai énoncé, de nouveaux cancers.

Si pour apprécier les effets de la pâte arsenicale on coupe en tranches la tumeur que l'on vient de décoller, on voit que sa zone superficielle a pris par l'action escharotique de l'acide arsénieux une couleur noire et est désorganisée, tandis que la partie profonde empoisonnée par la vertu du même agent conserve son organisation normale et sa couleur blanche, si elle est peu vasculaire, ou bien quand elle est parcourue de réseaux sanguins rougeâtres, a acquis des teintes comparables à celles du saucisson par la stase du sang empoisonné dans les vaisseaux.

La mortification s'étend rarement au-delà du cancer, ce qui a fait dire à quelques auteurs que les pâtes arsenicales étaient des caustiques intelligents. Pour mon compte, j'explique un tel résultat par la facilité avec laquelle les tissus normaux s'enflamment et suppurent au voisinage de l'acide arsénieux. La nappe de pus qu'ils sécrètent borne l'action destructive du remède. L'aptitude des parties normales à s'enflammer vivement et à produire un pus de bonne nature, prouve que les cancers locaux n'abaissent pas la vitalité de l'organisme et du sang.

Effets généraux des pâtes arsenicales. — Quinze à vingt heures après l'application d'un mélange d'acide arsénieux sur un cancer local, au moment où il a commencé à faire naître l'inflammation érésypélo-phlegmoneuse dans les tissus qui environnent la dégénérescence, une fièvre légère caractérisée par un peu de fréquence du pouls s'allume et persiste tout le temps que l'arsenic cautérise la tumeur. L'ensemble de l'organisme n'est que rarement influencé par l'effet de cette fièvre. Dans la très-grande majorité des cas, la langue conserve son aspect physiologique. Les malades continuent à se nourrir et ne s'alitent pas. En un mot, la réaction générale que les préparations arsenicales excitent ne troublent pas les fonctions de l'économie, pourvu qu'on mette un intervalle de huit jours entre chaque application.

Observations des diverses espèces de cancers locaux qui ont été soumis à mon examen. — Ma demeure étant, dans un rayon de 50 kilomètres, le rendez-vous de sujets affectés de cancers locaux que n'ont pas pu guérir les chirurgiens plus rapprochés, il me serait aisé de raconter l'histoire d'une foule d'individus qui passaient pour être au-dessus des ressources de notre art; mais pour ne pas donner à cet écrit trop d'étendue par l'exposé d'observations multipliées, je n'en rapporterai, malgré leur grand intérêt, qu'un nombre restreint.

Cancers Epithélihémes (Syn. Epithélihémas).

Première Observation. — *Ulcère épithélihémateux composé d'épithélium nucleaire, s'étalant sur une partie de la fosse nasale gauche et une grande étendue de la joue correspondante.* — Le samedi 10 août 1872, jour de foire, le nommé Dore, appartenant à la clientèle de M. Roquebert, médecin du Castera (Haute-Garonne), se présente à mon domicile. Cet homme, âgé de 70 ans, est depuis environ huit ans un objet d'épouvante pour les habitants du village qu'il habite et de profond dégoût pour son barbier qui n'a plus voulu le raser. L'affection dont il est atteint a débutée, il y a environ neuf ans, au sommet du trait labio-nasal gauche par un bouton très-dur qui produisit en s'ulcérant la résorption de l'aile gauche du nez, puis s'étendit dans la fosse nasale gauche jusqu'aux os nasaux; et du côté de la joue, sur tout l'espace compris entre le tiers interne de l'arcade orbitaire inférieure et le rebord muqueux de la lèvre inférieure.

Le tissu morbide qui compose cet ulcère est dur, blanc, ne diffère à la simple vue d'un ulcère squirrheux que par quelques rares capillaires qui le transpercent. Malgré les plans cutanés, musculaires qu'il a envahis il n'a jamais provoqué de douleur; il sécrète des matières ichoreuses en petite quantité. La peau qui l'entoure a un aspect physiologique. L'état général de Dore est parfait. J'examinai entre deux lames de verre une tranche de ce cancer à un grossissement microscopique de 200 diamètres. Je la trouvai uniquement composée de grandes cellules arrondies ou ovalaires, dépourvues presque toutes de noyaux (*Epithélium nucleaire*). Voici quel fut mon raisonnement pour appliquer à ce produit un mode de traitement rationnel.

L'opération par l'instrument tranchant me paraît être un mauvais procédé pour les trois motifs qui suivent : 1° il y a impossibilité absolue d'extirper tout l'épithélium morbide qui se confond sans ligne de démarcation avec le plan muqueux du nez, cutané de la lèvre supérieure, cellulaire et musculaire de la joue; 2° le bistouri n'imprime aucune modification favorable au système vasculaire qui sécrète de tels éléments; 3° l'opérateur serait forcé de couper la moitié gauche du nez dont je ne veux détruire que la muqueuse altérée.

L'application en nappe ou en flèche, des chlorures de zinc et d'antimoine, provoquerait des douleurs extrêmement violentes et ne respecterait pas suffisamment les parties circonvoisines du cancer.

Avec une mince couche de la pâte arsenicale Manec, étendue sur la fosse nasale et au niveau du sac lacrymal, où le cancroépithélihéme n'intéresse que les tégumens, je ne produirai que la mortification superficielle à laquelle j'aspire.

Par ma pâte arsenicale au sublimé, apposée sur la partie moyenne et inférieure de l'ulcère qui a rongé les plans celluleux et musculaires de la joue, j'obtiendrai une mortification profonde, tout en faisant obstacle au passage du sang dans le torrent de la grande circulation.

Je résolus de recourir à ces deux formules. Voici comment je procédai : J'obliterai la fosse nasale gauche avec un cône d'amadou auquel étaient appendus deux fils que je nouai derrière la tête. J'étendis ensuite dans la cavité subjacente au tampon et sur la partie de l'ulcère qui correspondait au sac lacrymal une mince nappe de pâte arsenicale Manec que je fixai avec de la toile d'araignée. Les mucosités et les larmes du sac lacrymal entraînèrent un grand nombre de fois mon topique ; néanmoins, par ma constance à le renouveler, j'empoisonnai en quatre jours tout le tissu morbide qu'il couvrait, et provoquai sur ses confins la formation de bon pus.

Le cinquième jour j'attaquai par ma seconde formule de pâte arsenicale la partie inférieure de l'ulcère qui était très-anfractueuse. Cette seconde application fut si bien baignée par les mucosités et les larmes que le cancer, en contact continuel avec une solution concentrée d'acide arsénieux et de sublimé, perdit sa vitalité en trois jours. Dore retourne alors dans sa famille avec son cancro-épithélihème mortifié que je couvris d'amadou au moment du départ.

Le 1er septembre je revis cet homme et pus arracher le cancer qui s'était bien ramolli pendant les vingt jours passés loin de l'Isle. A partir de cet arrachement les anfractuosités de la joue se comblèrent de bourgeons de bonne nature, puis la cicatrisation se fit. Du côté du nez il se produisit une nouvelle muqueuse dont la puissance rétractile rétrécit beaucoup l'ouverture résultant de la résorption d'une partie de l'aile gauche du nez.

Le 11 novembre 1872, trois mois après le début du traitement, Dore a cessé d'être une cause de dégoût, et je ne doute pas que son médecin n'apprécie l'importance du service rendu. La guérison que je viens de raconter était considérée comme impossible. J'en ai rendu témoins mon père, médecin à Toulouse, le docteur Esparbès et M. Martres, étudiant en médecine de quatrième année. Elle se maintenait en 1874.

Deuxième Observation. — *Grand ulcère composé de cellules épithéliales irrégulières adhérent par sa base à l'apophye coronoïde gauche du maxillaire inférieur.* — Marnac, homme robuste, âgé de 72 ans, propriétaire dans le village d'Aurade, était affecté d'une verrue située au-dessous d'une partie moyenne d'une arcade zigomatique. En octobre 1874, il se fait traiter par un pharmacien nouvellement établi dans le pays.

Le traitement du pharmacien lui ayant été nuisible, il va tous les jours pendant un mois se faire cautériser par une sœur de l'hôpital de la ville. Les cautérisations eurent un effet déplorable. Elles changèrent la verrue en grand ulcère, autour duquel la peau se congestionna vivement. Effrayée de son œuvre, la sœur finit par renvoyer son client en lui disant que son mal était au-dessus des ressources de l'art. Marnac, qui est beaucoup trop économe, n'a pas encore recours à un médecin; il s'adresse au curé de de Saint-Cric, dans le canton de Cologne, qui lui fait prendre, sans aucun bon effet, plusieurs bouteilles de Rob de l'affecteur.

Marnac se soumet à mon observation le 1er décembre 1874. Son ulcère occupe à cette époque, au-dessous de l'arcade zygomatique, un espace arrondi que ne recouvrirait pas un écu de 5 francs. Le tissu qui le constitue est dur, blanc. Ses éléments sont des cellules épithéliales dépourvues de noyaux. Je ne puis pas lui imprimer des mouvements de latéralité en raison de son adhérence à l'apophyse coronoïde du maxillaire inférieur. Mon pronostic fut que ce cancer n'était pas au-dessus des ressources de l'art, mais qu'il fallait se presser d'en tenter la cure. J'engage Marnac à séjourner dans l'Isle à cause des hémorrhagies graves qui pourront survenir dans le cours du traitement. Il s'y refuse en disant qu'il se présentera chez moi le jour que je lui fixerai et que l'on viendra me chercher avec un cheval vigoureux si quelque hémorrhagie forte se manifeste.

Le 2 décembre je coupe les couches superficielles du cancer local avec rebord de la peau qui l'environne, puis je fais une application de ma pâte arsenicale au chlorure mercurique. Celle-ci creuse en quinze jours dans la tumeur une excavation assez profonde dans laquelle je mets sous forme de mortier 1 gramme, 7 décigrammes de poudre arsenicale Manec. La réaction inflammatoire que ce remède provoqua dura huit jours. Ce terme écoulé, il empoisonna la tumeur pendant six semaines en faisant cesser à ses alentours tout vestige d'inflammation et de sécrétion purulente. Le 20 janvier, le cancro-épithéliheme commence à s'énucléer par un travail de ramollissement particulier qui déchire successivement les tractus celluleux qui l'attachent au maxillaire,

Le décollement se poursuivait sans inflammation depuis environ cinq septenaires lorsque le 24 février 1875 l'artère transverse de la face se rompit vers les quatre heures de l'après midi. L'hémorrhagie fut d'une abondance extrême et évaluée à plusieurs litres de sang. Elle fut arrêtée par le barbier du village avec une jointée de toile d'araignée, quand le malade fut tombé en syncope. Mandé à l'entrée de la nuit, je coupe avec des ciseaux, à la clarté de deux bougies, la périphérie du cancer qui est détachée, et saupoudre sa partie centrale d'une grande quantité de poudre impalpable de sublimé. La compression fut pratiquée sur la tempe avec des plaques d'amadou et des tours de bande qui prenaient leur point d'appui autour des oreilles. Le lendemain je constatai que le bichlorure de mercure avait durci le cancer et qu'il commençait à faire naître une inflammation éliminatrice. Avant de renouveler la compression, je neutralisai par des lavages au blanc d'œuf les molécules de caustique qui n'avaient pas été absorbées.

A partir du jour où le bon pus fut sécrété, la tumeur continua à se détacher sans accident. Elle mit à découvert, quand elle tomba, une partie de l'apophyse coronoïde. L'os mis à nu élimina des esquilles, puis se revêtit d'une mince cicatrice au niveau de laquelle existe un creux qui rappelle le lieu qu'occupait le cancer. Cette cure, qui persiste en 1877, a eu un très-grand retentissement dans la commune d'Aurade, dont Marnac est un des principaux propriétaires.

Troisième Observation. — *Epithélihéma composé de grandes cellules polyédriques situé sur le rebord muqueux de la lèvre inférieure.* — Destarac, âgé de 38 ans, domicilié de Til (Haute-Garonne), a senti naître, en 1868, sur le rebord muqueux de sa lèvre inférieure, un petit bouton.

Le bouton est devenu, en 1870, époque où cet homme se présente à mon observation, une tumeur dure du volume d'un œuf de pigeon. Son diamètre vertical est, du côté de la muqueuse buccale, d'un demi-centimètre, et vers la peau de trois. De nombreux capillaires remplis de globules rouges la traversent et se terminent sous un épiderme vitreux par de courtes lignes rouges ou bleues. Ce produit n'intéressant toute la lèvre que sur un petit espace, peut être facilement guéri par l'excision de sa partie saillante et l'application sur sa base d'une couche de pâte arsenicale. Le lundi 2 mai je coupe le cancer que je trouve composé de grandes cellules polyédriques et d'une matière intercellulaire amorphe.

Je mis sur ses racines 1 gramme 3 décigramme de poudre Manec sous forme de pâte et la fixai avec de la toile d'araignée.

Le jour de l'opération, Destarac fut tour à tour couché sur son côté droit et gauche, pour que la salive s'écoulât par les commissures de la bouche, et mouillât le moins possible l'emplâtre.

Le second jour, le remède ayant contracté de fortes adhérences à la lèvre, le malade put promener et se nourrir d'aliments demi-liquides.

Le cinquième jour, du bon pus apparut sous les racines du cancer, et me fit comprendre que je pouvais détacher la pâte arsenicale et renvoyer le sujet dans sa localité.

Le dix juin, quarante jours après son départ, Destarac vient se montrer guéri. Sa lèvre a subi une perte de substance qui permet l'introduction dans la bouche d'une plume d'oie, lorsque l'orifice buccal est fermé.

En mai 1877, la guérison se maintient, et l'ouverture artificielle que je viens de signaler s'est effacée par l'effet de la rétraction ou de la résorption du tissu cicatriciel.

Quatrième observation. — *Epithélihéma brasiciflore constitué d'épithélium pavimenteux et de petits corpuscules provenant de la décomposition des fibres du derme muqueux du gland.* — Clarisse, âgé de cinquante-quatre ans, demeurant à Séouede (Haute-Garonne), vient, en janvier 1872, me consulter pour un hypospadias. L'ouverture de l'urèthre se trouve le long du frein, à un centimètre en arrière du point où elle devrait être située. Ce sujet étant indigent je lui conseille d'entrer à l'hôpital de Toulouse. Admis dans les salles de M. Batut, ce chirurgien lui coupe la partie imperforée du gland de manière à donner à l'orifice qui existe une situation antérieure. La plaie, résultat de l'opération, était en voie de cicatrisation, quand il survint sur le nouveau gland un poireau. Le chirurgien coupe plusieurs fois cette exgénèse. Elle repousse avec tant d'opiniâtreté que Clarisse est obligé de quitter l'hôpital sans être guéri de son affection secondaire. Revenu dans son village, le réseau sanguin qui alimente le poireau s'étend sur tout le gland et en modifie profondément la structure.

Effrayé du progrès de son mal, le malade retourne une seconde fois chez moi pour que je le traite par mes remèdes. Son gland, à cette époque, a le volume d'un gros marron : il est dur, bosselé à la manière d'un choufleur, et sécrète un séro-pus très-infect.

Une tranche de cette tumeur que je coupe à une certaine distance du corps verruqueux, me laisse voir un tissu grisâtre creusé de petites cavités qui servaient de réservoir à une substance blanche et molle comme du mastic de vitrier. Le microscope m'apprit que la substance disposée en alvéoles se composait de quelques cellules épithéliales aplaties et d'une multitude de corpuscules mous, disposés en lignes droites et ondulées comme les fibres du derme muqueux dont elles semblent dériver.

Etudiée à son tour la matière semi-fluide, que j'ai comparée à du mastic, ne me parut être formée que de cellules épithéliales dans lesquelles les noyaux étaient remplacés par de fines granulations.

Quant au poireau qui avoisinait le meat urinaire, je n'en fis l'examen que lorsque je l'eus empoisonné par l'acide arsénieux. Je remarquai alors qu'il consistait en filaments blancs, disposés les uns à côté des autres, comme dans un pinceau. Ils se reliaient ensemble à leur extrémité externe par un épiderme corné, et aboutissaient au-dessous du derme muqueux à de petites cupules molles de tissu cellulaire, autour desquelles serpentaient de petits vaisseaux gorgés de sang vermeil. Réduits en pulpe, ces filaments se montrèrent formés de grandes cellules irrégulières, aplaties, soudées entre elles par des bords dentelés.

La tumeur dont je viens de décrire la structure était très-vasculaire, aussi ma pâte au chlorure mercurique me parut mieux appropriée pour sa mortification que les autres mélanges arsenicaux. Par deux applications de ce remède je détruisis en vingt jours toute la portion du cancro-épithélihéme comprise entre la verrue et le rebord circulaire du prépuce.

Restait le poireau qui couvrait, au voisinage du meat urinaire, une surface aussi étendue qu'une pièce de deux francs. Pour qu'aucun obstacle ne s'opposât à sa destruction, je coupai la matière cornée qui le revêtait, et fis sur son tissu une troisième application de ma pâte arsenicale n° 2. En dix jours mon remède empoisonna le corps verruqueux, ce qui me permit de le déraciner avec sa teinte et sa structure normales. Cette extraction opérée, Clarisse retourna dans son village.

Je revis cet homme au bout d'un mois : le gland s'est revêtu d'une muqueuse physiologique ; quelques débris du poireau persistent, je les attaque encore par mon second mélange d'acide arsénieux. A partir de cette dernière application, je cesse de voir Clarisse un long espace de temps. Il revient en décembre 1873, et m'expose que sa guérison a persistée six mois ; que ce terme expiré, la muqueuse du gland a sécrété de minces croûtes cornées contre lesquelles je conseille des lotions d'acide arsénieux. A partir de cette dernière prescription, je n'ai plus revu ce sujet.

Les épithélihémas et les autres espèces de cancers locaux qui intéressent une grande étendue des lèvres, des joues, des paupières, dans toute leur épaisseur ne peuvent être opérés que par l'instrument tranchant, parce que l'on est obligé de restaurer les parties détruites. L'extirpation par le bistouri ne procure des succès durables qu'à la condition d'enlever la dégénérescence comprise dans une large bordure de tissus normaux. En incisant sur les régions que je viens d'énumérer les parties suspectes, suivant le précepte que je formule, j'ai obtenu des guérisons beaucoup plus rapides et aussi sûres qu'avec les préparations d'arsenic. Voici deux observations :

Sixième Observation. *Epithélihémas d'une joue.* — M. Lajous, âgé de quarante-huit ans, blond et maigre, entrepreneur de divers travaux dans nos possessions d'Afrique, contracte, en 1870, pendant qu'il séjournait à Médéah, l'habitude de fumer des cigarettes. Après quinze jours de cet usage, un bouton naquit sur le point de sa lèvre inférieure que baignait le jus du tabac. M. le docteur Crozat, de Médéah, le détruisit avec une pâte arsenicale; il se reproduisit à l'angle droit de la bouche. M. Lajous revint alors en France dans le village de Nestier, dont il était originaire, et se fit extirper la dégénérescence avec l'instrument tranchant par le docteur Rems, de la ville de Montréjeau. La cicatrisation était opérée depuis une vingtaine de jours lorsque le sujet, promenant sa langue sur sa nouvelle commissure buccale, sent à un demi-centimètre de la cicatrice qu'une nouvelle tumeur se forme. On lui conseille alors de venir se faire traiter à l'Isle-Jourdain. A son passage à Toulouse, son maître d'hôtel l'adresse à M. le professeur Nougués, qui calme son moral, et le renvoie à Nestier en lui prescrivant une boîte de pastilles de chlorate de potasse.

Malgré l'emploi journalier du chlorate de potasse, l'affection prend dans un mois un tel accroissement, que M. Lajous, accompagné de sa femme, monte de nouveau en chemin de fer et arrive à l'Isle le 17 avril 1873. Soumis à mes investigations, je sens, dans l'épaisseur de la joue gauche, une tumeur dure du volume d'un œuf de pigeon, plus rapprochée de la muqueuse que de la peau. Placée à un demi-centimètre de l'angle buccal restauré, elle descend obliquement jusqu'à la partie moyenne de la branche horizontale du maxillaire inférieur. Un faisceau épais de tissu cicatriciel résultant de la dernière opération la relie à l'arcade alveolaire. L'absence de ganglions indurés au cou me la fait considérer comme un cancer local. Les caustiques ne lui sont pas applicables parce qu'il faut refaire une grande étendue de la joue.

Le 3 avril, en présence et avec l'aide de mon honorable confrère, le docteur Esparbès, de Lévignac, je pratique chez M. Lajous, avec de bons ciseaux droits, une section semi-circulaire qui commence à l'extrémité du rebord muqueux de la lèvre supérieure et va se terminer en face de l'avant-dernière mollaire. Je porte ensuite l'instrument à l'extrémité du rebord muqueux de la lèvre inférieure et fais une autre section demi-circulaire qui s'unit à la précédente en retranchant la tumeur comprise dans une large bordure de tissu sain.

Je ne fais pas de ligatures d'artères qui font obstacle à la réunion des plaies par première intention. J'arrête l'écoulement de sang en comprimant, pendant un quart d'heure, les vaisseaux divisés avec une grande compresse d'amadou velouté. L'hémorrhagie enrayée, je promène lentement mon doigt sur toute la plaie et extirpe quelques petits noyaux indurés, et, en dernier lieu, la bandelette fibreuse, qui adhère à l'arcade alveolaire. Dans cette dernière section j'ouvre le tronc de l'artère faciale à la base du maxillaire, ce qui me force à exercer pendant vingt-cinq minutes une nouvelle compression avec de l'amadou.

Mes incisions avaient produit à la joue une grande ouverture triangulaire. Son angle supérieur était situé un peu au-dessus de la commissure buccale détruite ; son angle inférieur opposé au précédent était appliqué au côté du menton. L'angle externe correspondait à la dernière molaire. Voici comment nous nous comportâmes pour fermer une si vaste solution de continuité. Je commençai par rétablir la commissure de la bouche détruite avec une anse de fil qui mit l'extrémité des deux rebords muqueux des deux lèvres sectionnées en contact. Je traversai ensuite l'angle supérieur de l'ouverture triangulaire et la commissure bucale rétablie d'une longue aiguille, et j'unis ces parties par un point de suture entortillée. L'angle opposé au précédent fut plus facile à effacer par un second point de suture. Quant à la place intermédiaire aux deux angles, je ne pus en rapprocher les bords que par trois nouveaux points de suture, et au prix d'une violente tension exercée sur les tissus qui composaient la base des deux joues,

Le pansement consista en une plaque d'amadou moëlleux mise sur les points suturés, deux compresses graduées placées au-devant des oreilles, et une bande dont les doloires repoussaient l'une contre l'autre les lèvres de la plaie qui devaient s'agglutiner.

Le sujet avait été opéré assis sur une chaise. Avant de se coucher, il désira promener dans sa chambre pour sortir de la stupeur dans laquelle l'opération l'avait plongé. A peine avait-il fait quelques pas que l'impulsion du cœur ranimé par le mouvement fit de nouveau jaillir une grande quantité de sang par les artères qui n'étaient pas liées. Nous réussîmes de nouveau par la compression pratiquée avec la main à arrêter l'hémorrhagie sans avoir besoin d'ôter l'amadou qui recouvrait les aiguilles.

Revenus à mon domicile, l'examen de la partie enlevée nous montra un tissu blanchâtre renfermant : 1° des cellules épithéliales aplaties dépourvues de noyaux, et remplies de fines granulations; 2° des corpuscules irréguliers qui nous parurent provenir des fibres celluleuses et musculaires en voie de décomposition; 3° des vaisseaux rougeâtres très-fins; 4° des leucocytes. La tumeur qui résultait de la juxta-position de ces divers éléments était creusée d'un grand nombre de petites cavités pleines de sérosité dans laquelle flottaient des cellules d'épithélium pavimenteux. Sa face buccale adhérait à la base du derme de la muqueuse. Du côté de la joue elle était séparée de la peau par une couche de tissu cellulaire. La zône musculaire qui l'environnait contenait deux petites tumeurs épithéliales qui n'avaient aucune liaison avec le cancer principal.

Soumis à l'usage de bouillon léger et de lait mélangé de tisane, M. Lajous n'éprouva un peu de fièvre que le troisième jour qui suivit son opération; elle fut provoquée par l'arrivée de son frère.

Le quatrième jour je levai l'appareil, je trouvai l'extrémité des deux lèvres qui avaient été mises en contact par une anse de fil, accolées avec les tissus de la joue. L'espace anguleux situé sur le menton s'était encore effacé. Dans la plaie intermédiaire à cet angle et la commissure buccale refaite, les aiguilles avaient rompu la peau qui était très-tendue; il en était résulté une fistule, à travers laquelle j'aurais facilement fait passer un écu de 5 francs. L'expérience m'avait appris que je ne devais pas trop m'effrayer de ce résultat : ayant restauré chez un meunier une lèvre inférieure qui avait été enlevée par la morsure d'un mulet, j'aperçus à la levée de l'appareil plusieurs fistules qui se fermèrent par les ressources de la nature. Comptant dans ce cas sur une réussite semblable, je me contentai de rapprocher les bords opposés avec du sparadrap et une bande à deux globes. Voici ce qui arriva :

La plaie faite à l'arcade alveolaire, en détruisant la bandelette fibreuse qui aboutissait aux gencives, bourgeonna et oblitéra la moitié inférieure de l'espace fistuleux de la joue. De son côté, l'angle supérieur de la fistule se rapprocha des bourgeons précédents par la formation journalière de tissu cicatriciel, et après trois septenaires il ne restait plus au-dessous de l'orifice buccal qu'un pertuis du calibre d'une mince épingle qui refuse de se fermer.

Pour déterminer son oblitération, je le ratisse avec un bistouri, puis le cautérise avec un crayon de chlorure d'or ; je force la salive à séjourner dans la cavité buccale en colant sur l'eschare que je fais une feuille d'étain, avec un collodion composé d'une partie de mastic en larmes et 3 parties d'éther.

La cautérisation au chlorure d'or eut pour résultat de redonner à la fistule le calibre d'une pièce d'argent de 50 centimes. Dès ce moment, elle bourgeonna avec vigueur, et l'ouverture fut fermée en 15 jours. Je conseille à M. Lajous, à son départ pour Nestier, d'éloigner de sa bouche toutes les causes d'irritation, et de se nourrir pendant un an d'aliments demi-liquides.

En janvier 1874, neuf mois après l'opération, le sujet vient se faire examiner ; sa guérison persiste. En juillet 1874, il retourne en Afrique sans que les cancers aient repullulé.

Sixième Observation. — *Epithélihéma situé à la base de la joue gauche.* — La fille Martres, âgée de 54 ans, robuste, aux joues fortement développées, a été guérie en 1872, par une de mes pâtes arsenicales, d'un ulcère cancéreux placé à la partie moyenne de la branche horizontale gauche du maxillaire inférieur. En août 1873, son affection a récidivée ; il s'est formé dans l'épaisseur de la joue, au voisinage du tissu cicatriciel qui a remplacé le premier cancer, une tumeur arrondie du volume d'une forte noisette.

Les caustiques ne lui sont pas applicables en raison de l'ouverture qu'ils feraient entre les deux maxillaires. Le 15 août, assisté de mon père et de M. Martres, étudiant en médecine, je l'opère comme il suit :

J'enfonce un bistouri dans les tissus qui lui sont subjacents, en rasant la face antérieure du maxillaire inférieur. Lorsque l'instrument a pénétré dans l'intérieur de la bouche. je coupe la joue dans toute son épaisseur depuis la dernière molaire jusqu'à un centimètre de distance de l'orifice buccal. Je remplace alors le bistouri par de forts ciseaux droits qui sont d'un maniement beaucoup plus facile, et je complète avec cet instrument la chûte de la tumeur.

L'ouverture que je fais à la joue a la forme d'un ellipse dont le grand diamètre, s'il était prolongé, traverserait la dernière molaire et la commissure droite de l'orifice buccal.

Je cautérise avec des fers rougis à blanc le tronc de la faciale que j'ai ouvert à la base du maxillaire, ainsi que plusieurs autres artères d'un calibre inférieur. L'hémorrhagie arrêtée, je m'efforce de réunir les bords opposés de la plaie par cinq aiguilles et la suture entortillée. J'y réussis assez bien au voisinage de l'orifice buccal et de la dernière molaire; au milieu de l'ellipse il reste un grand espace vide, qui permet l'introduction de mon index jusqu'aux dents. Mon bandage se compose d'un épais plumasseau de charpie recouvert d'une compresse d'amadou et d'une bande à deux globes qui repousse les lèvres de la plaie l'une contre l'autre. — Rentré chez moi, j'étudiai le produit enlevé; je vis avec satisfaction qu'il était entouré d'un large lizeré de parties normales. Adhérent à la couche profonde de la peau, quelques fibres musculaires le séparaient de la muqueuse buccale. Le tissu qui le constituait était blanc, dur, transpercé de quelques vaisseaux rougeâtres; il renfermait comme éléments figurés un grand nombre de cellules épithéliales arrondies, munies d'un, deux et trois noyaux. Leurs diamètres variaient entre 5 et 12 millièmes de millimètre.

L'analyse de la tumeur que je fis m'indiqua qu'elle se composait de fibrine et d'albumine.

L'opération ne se compliqua d'aucun accident. A la levée de l'appareil je vis que les bords opposés de la plaie s'étaient accolés aux deux extrémités de l'ellipse, et qu'à sa partie centrale ils s'étaient sensiblement rapprochés. A partir de mon second pansement les muscles incisés bourgeonnèrent avec tant de force qu'ils fermèrent la fistule en huit jours. La guérison de la fille Martres se maintenait en 1875, époque où elle succomba à une ascite.

Cancers Leptomérhémes (Syn. Leptomerhéma.)

Je vais exposer trois observations de leptomérhémas.

Première Observation. — *Leptomérhéma de l'os de la pommette gauche guéri par la poudre d'acide arsénieux.* — La femme

Faillières, âgée de 45 ans, domiciliée du village de Noaillan, reçut, en 1872, sur l'os de la pommette gauche, un coup de corne de bœuf. Le point frappé devint le siége d'une dureté qu'elle ne put pas faire résoudre. Elle se fit traiter pendant un an par son médecin, puis par un pharmacien de Samatan, et enfin par M. Lauze, de Toulouse. Ce dernier est parvenu à détruire les couches superficielles du produit par des cautérisations. Sa base, en s'enfonçant dans le tissu osseux, s'est dérobée à l'action des caustiques.

Le 6 avril 1874, j'observe à mon tour cette affection. Elle consiste à cette époque en une plaque d'un tissu lardacé qui s'incruste dans l'os de la pommette. L'examen que j'en fis avec le docteur Esparbès nous montre qu'il est composé de molécules fibrino-albumineuses d'un demi-millième à trois millièmes de diamètre, et de quelques vaisseaux rougeâtres très-tenus. J'emploie pour détruire ce cancer environ un demi-grain d'acide arsénieux.

Cette faible dose de remède fit naître des nausées qui ne furent pas suivies de vomissements. Elle suscita une inflammation érésypélo-phlegmoneuse qui eut persisté bien plus de huit jours si, après ce terme, je n'avais pas coupé les eschares. Le trou de l'os mit trois mois à se combler et à se cicatriser. La guérison de la femme Faillières persiste en 1877.

Le leptomerhéma exposé à de nombreuses causes d'irritation produit parfois comme l'épithélihéma, de grands désordres locaux dans un court espace de temps. L'observation qui suit en est une preuve irrécusable.

Deuxième Observation. — Le 3 avril 1874 la femme Lalubie, âgée de cinquante-huit ans, habitant la commune de Gourdouvielle, vient me montrer un petit bouton placé sur la muqueuse de la voûte palatine. Mon diagnostic fut : cancer local à son début. J'estimai que pour le détruire d'une manière efficace il fallait l'extirper aussi bien que possible et cautériser les tissus qui lui servaient de support avec un crayon de chlorure d'or. Ce traitement exigeant un séjour à l'Isle, et n'ayant pas la faculté de traiter la malade à l'hôpital, je ne tente pas cette cure.

A la fin d'octobre 1874 je suis appelé au domicile de cette malheureuse qui éprouve les plus grandes difficultés pour faire pénétrer des aliments dans son estomac. Le bouton, qu'aucun des médecins qu'elle a consultés n'a osé opérer, s'est transformé en huit mois en une tumeur volumineuse qui a transpercé le maxillaire supérieur et est venu s'épanouir, sous forme de végétations dures d'un blanc rosé, au-dessous de l'œil droit; je coupe une de ces excroissances. L'examen microscopique me fait voir qu'elle contient, outre des réseaux vasculaires rougeâtres: 1° une multitude de molécules de nature fibrinoïde; 2° Quelques linéaments formant des courbes; 3° des tractus onduleux de tissu conjonctif.

Je me bornai à désinfecter l'ulcère externe avec de la poudre de charbon et de suie, et à conseiller comme aliments du lait et du vermicelle.

Troisième Observation. — *Leptomerhéma au col de l'utérus guéri par le chlorure d'or.* — Mme X..., de Ségoufielle, âgée de soixante-cinq ans, me consulte le 3 mars 1875. Elle a depuis un grand nombre d'années un relâchement des ligaments suspenseurs de l'utérus. Depuis six mois cet organe descend fréquemment entre les cuisses. Quand cet accident lui arrive, elle recouvre le viscère avec sa chemise et le fait rentrer dans le vagin. A force de répéter cette manœuvre, elle fait naître sur le col de l'utérus un réseau sanguin rougeâtre de l'étendue d'une pièce de cuivre de dix centimes. Ce réseau, à son tour, engendre une mince plaque de tissu lardacé qui exude une sérosité rougeâtre très-fétide. J'excise une tranche de ce produit, et note qu'il se compose : 1° de molécules fibrinoïdes ayant des diamètres de quatre à six millièmes de millimètre; 2° de petits vaisseaux rougeâtres très-flexueux; 3° de tractus celluleux.

Le 4 mars, j'attire l'utérus en dehors du vagin, et recouvre tout son col de pâte arsenicale.

Le 5 mars, on me rapporte que les liquides sécrétés par l'utérus n'ont laissé l'emplâtre en place que deux heures. J'abandonne l'emploi de la pâte arsenicale et cautérise la surface cancéreuse avec un crayon de chlorure d'or. Ce caustique fait une eschare jaunâtre sous laquelle le col se revêt d'une muqueuse normale. La guérison obtenue, je maintiens l'utérus dans le vagin par un bandage en T, et au-devant du col je fais placer une compresse enduite d'une pommade au calomel et au sous-nitrate de bismuth. La guérison se maintient en 1877.

Cancers leucocythémes : (Syn. Leucocythéma).

Je vais rapporter deux observations de cancers leucocythémes.

Première Observation. — *Leucocythémas du rebord muqueux de la lèvre inferieure guéris par l'excision de la lèvre.* — Montegut, âgé de soixante-cinq ans, maître-valet aux environs de Lévignac (Haute-Garonne), vient, en 1872, se faire traiter à l'Isle-en-Jourdain. Il présente dans l'épaisseur du rebord muqueux de sa lèvre inférieure deux plaques d'un tissu blanc, lardacé, qui ont acquis, en seize mois, le volume de deux petites fèves. Obligé de recourir à l'extirpation par l'instrument tranchant, seule méthode qui me permette de refaire la lèvre, je prolonge par deux incisions horizontales les deux angles de l'orifice buccal, puis je retranche amplement les tumeurs; je réunis les deux plaies verticales par quatre points de suture entortillée et un bandage approprié.

A l'examen microscopique des deux cancers je n'aperçus que des corps sphériques lisses, blancs. Leurs enveloppes étaient à peine distinctes de leur contenu qui est homogène, et parfois finement granulé; leurs diamètres varient entre six et quinze millièmes de millimètre. En séchant sur la plaque de verre où je les avais mis plusieurs se fondirent dans le liquide albuminoïde qui les entourait, beaucoup en se séchant formèrent des plans à circuits arrondis.

Aucun accident ne compliqua l'opération. J'ai revu Montégut longtemps après son séjour à l'Isle; sa lèvre présente une très-large cicatrice blanche résultant de la grande quantité de lymphe plastique qui s'est interposée entre les lèvres de la plaie.

Deuxième Observation. — *Leucocythéma situé sur la partie convexe des os nasaux guéri par la pâte Manec.* — Lorsqu'en novembre 1872 j'eus guéri le vieux Dore de son épithélihéma (première observation), on me conduisit son épouse âgée de soixante-six ans, également affectée depuis longtemps d'un ulcère qui couvre la partie convexe du nez. Le tissu de cet ulcère est mou, blanc; ses vaisseaux nourriciers sont peu nombreux, très-fins et d'apparence rougeâtre.

L'examen microscopique me fait remarquer que ce cancer ne se compose pas, comme celui de Dore, d'épithélium nucleaire à cellules fortement accusées, mais de corps sphériques blancs, lisses, ayant des enveloppes extrêmement fines, à peine distinctes de leur contenu homogène légèrement opaque. Le diamètre de tels éléments oscille entre trois et quinze millièmes de millimètre. En séchant sur le verre où je les ai déposés, plusieurs se fondent; le plus grand nombre s'aplanit en conservant des contours ronds.

Ce leucocythéma est si bien enclavé dans les os nasaux que je ne peux pas lui imprimer des mouvements de latéralité. Il n'est opérable par l'instrument tranchant qu'à la condition d'enlever presque tout le nez. Son traitement rationel est l'application d'une pâte arsenicale qui le déracine en faisant suppurer les tissus environnants. Pour atteindre ce but, j'étends sur sa surface une couche de pâte arsenicale Manec.

Ce remède fut laissé douze jours sur l'ulcère; l'eschare qu'il fit fut éliminée en cinquante jours. Elle mit à découvert en tombant une ouverture à la partie inférieure du nez dans laquelle aboutissait l'extrémité de l'os nasal nécrosé. Vers le soixantième jour, le fragment osseux mortifié se détache en laissant persister une fistule du calibre d'une forte plume d'oie.

En 1874 je revois la femme Dore; sa fistule d'arrondie est devenue linéaire par l'action rétractile du tissu cicatriciel. Il résulte de cette rétraction que l'entrée de la fosse nasale gauche se trouve sur un plan sensiblement plus élevé que la droite.

Cancers sphérulhémes (Syn. Sphérulhema).

J'ai surpris ce cancer naissant au centre d'une tache rougeâtre du visage ou réseau sanguin pathologique. J'ai rapporté, en 1868, cette observation dans l'*Abeille médicale;* voici un second fait du même cancer à l'état de grand développement.

Observation. — Bégué, âgé de cinquante-deux ans, maître-valet au village de Saint-Georges (canton de Cologne), se présente chez moi le 25 novembre 1872. Il est affecté depuis six ans d'une tumeur qui s'est étendue insensiblement au-dessous de l'œil droit sur une surface de quatre centimètres de diamètre. Le tissu qui la compose n'est pas recouvert de peau ou de croûtes. Il est disposé sur la joue en mamelons d'un blanc rosé que l'on confondrait aisément avec des bourgeons charnus, s'ils ne faisaient pas éprouver à l'index qui les comprime la sensation de corps durs. Le plasma de cette tumeur est blanchâtre; on n'y voit par le microscope qu'une multitude de petites cellules diaphanes incolores à contours arrondis, à surfaces biconcaves ou planes qui flottent dans un liquide amorphe. Leurs diamètres varient entre quatre et sept millièmes de millimètre; elles ne diffèrent des globules rouges du sang que par le manque absolu de matière colorante. Leur contact avec l'eau les transforme en débris moléculaires. Le suc étudié, je réduis en pulpe des lambeaux de sa substance solide, et m'aperçois qu'une quantité innombrable de globules décolorés, et, de plus, deux ou trois plaques informes produites sans doute par du blastème desséché.

Bégué m'expose que de nombreux docteurs l'ont traité sans aucun bon résultat. Il a ensuite entrepris deux fois le voyage d'Agen pour se faire soigner par les sœurs de charité de cette ville qui ont la réputation de guérir les cancers. Celles ci ne lui ont donné que des pommades adoucissantes. Il est venu me trouver par les conseils d'un cordonnier de la ville de Mauvezin. Voici comment je discutai son traitement :

L'ablation de la tumeur par l'instrument tranchant n'amènera pas la guérison, en raison des nombreux réseaux vasculaires qui s'étendent bien au-delà du tissu morbide. Je dois recourir à des caustiques capables de changer les globules sanguins, en globules purulent.

Je rejette la potasse, la soude, la lithine, la strontiane, la chaux, la baryte, incapables de produire ce résultat.

Les chlorures de zinc, d'antimoine, le sublimé corrosif, conviennent mieux que les alcalis. J'élimine les deux premiers caustiques, à cause de leur propriété hygrométrique, qui fait obstacle à une cautérisation précise. Je ne les accepte pas non plus en blèches, dans la crainte de produire une cautérisation trop étendue dans une région qu'il faut ménager.

Dans le sublimé corrosif en nappe pulvérulente, j'ai un agent qui cautérise avec netteté, mais qu'il sera nécessaire d'apposer en couches successives, et suscitera de vives douleurs sur les branches du trijumeau qui émergent du trou malaire ; avec la poudre arsenicale Manec, je m'expose, en raison des nombreux capillaires sanguins de la tumeur, à produire des symptômes d'empoisonnement.

Ces réflexions me font donner la préférence à mon mélange d'acide arsénieux et de bi-chlorure de mercure.

Le 20 octobre 1872, je couvre la moitié supérieure du sphérulhéma d'une épaisse couche de ma pâte arsenicale. Quatre jours après cette application, j'en fais une seconde sur le reste de la tumeur, et la laisse en place jusqu'au 3 novembre, jour où je détache le cancer mortifié. Je revêtis la plaie de petits lambeaux d'amadou, sous lesquels la cicatrisation s'opéra en deux mois. J'ai revu Bégué en 1874. Sa guérison persistait.

Cancer ouciamorphème. (Syn. Ouciamorphéma).

Je ne puis fournir sur le cancer ouciamorphéma que l'observation qui suit, recueillie sur un homme de trente ans.

Observations. — L'Amourous, âgé de trente ans, ouvrier de terre, va tous les ans travailler dans une nouvelle localité du Gers. Dans ses périgrinations, il contracte l'habitude de fumer la pipe. Cet instrument, constamment appuyé contre le rebord muqueux de la lèvre inférieure, détermine l'usure de sa couche épithéliale, et le dépôt dans l'épaisseur de la lèvre en voie de résorption, d'une matière blanche de nature albumino-fibrinoïde qui s'organise en un tissu dur que transpercent des vaisseaux capillaires d'un rouge rutilant. Neuf médecins de trois petites villes du Gers essayent de détruire cette exgénèse par des cautérisations. Leurs tentatives demeurent infructueuses. Le sujet s'établit en 1871 dans le faubourg du Pompérin de l'Isle-Jourdain. Il s'adresse d'abord à mes nombreux confrères, puis me consulte. A mon premier examen, j'estime que je ne peux guérir son affection que par l'ablation de la lèvre.

Le 5 août 1871, assisté de M. Martres, étudiant, je pratiquai, à chaque commissure de la bouche, une incision horizontale. J'enlevai ensuite, à coups de ciseaux, le produit morbide entouré d'une bordure de tissus physiologiques. Les lambeaux de la lèvre furent réunis par des points de suture entortillée.

Revenus à mon domicile, nous nous empressâmes, avec mon jeune confrère, d'étudier la tumeur. Nous la trouvâmes constituée d'une substance blanche, fibrinoïde, dans laquelle je cherchai avec le microscope des corps figurés. N'en trouvant pas, je lui appliquai le nom d'*ouciamorphéma*.

Au bout de trois jours, l'adhésion de la plaie me permit de retirer les aiguilles de la lèvre. Après sa guérison, j'ai conseillé à L'Amourous de ne se nourrir pendant plusieurs mois que de soupes incapables d'irriter la jeune cicatrice. Je revois, par intervalle, cet homme qui ne fume plus. Son cancer n'avait pas récidivé en 1877.

Cancer Sommyhème.

Je ne peux encore rapporter qu'une observation sur le cancer que j'ai désigné du nom de *sommyhème*.

Observations. — La femme Entiau, âgée de cinquante ans, du village de Marestang, me fait appeler, le 8 avril 1867, pour une affection de sa lèvre inférieure qui date de plus d'une année. Arrivé à son domicile, je vois qu'une dent canine de la mâchoire supérieure, fortement inclinée vers l'orifice buccal, a usé la lame épithéliale du rebord muqueux de la lèvre inférieure, et a provoqué, en s'implantant dans les tissus celluleux et musculeux, la formation d'un ulcère qui s'est étendu jusqu'au menton. A ma première visite je racourcis la dent, cause d'un tel désordre, et attends plusieurs jours pour savoir si l'ulcère ne montre pas de la tendance à se cicatriser.

Le mal étant demeuré stationnaire, je propose de l'ôter, ce qui est agréé. Je retranche, en présence de mon honorable confrère, M. Borens, de Montferrand, la dégénérescence avec une zône de tissus sains. Les bords de la plaie furent réunis comme dans l'observation précédente par la suture entortillée.

L'opération finie, j'étudiai avec le microscope l'organisation de l'ulcère enlevé. L'irritation qui avait présidé à son évolution, sa teinte rougeâtre, me portaient à croire à l'existence d'un sphéruléma. Mon instrument ne confirma pas cette appréciation. Je ne vis, à un grossissement de deux cents diamètres, que de grands corpuscules rosés de forme allongée, ayant des diamètres de trente à soixante millièmes de millimètre. Etait-ce des corps altérés de nature celluleuse ou musculeuse? Leur teinte rosée me fit pencher vers cette dernière opinion, et je donnai au tissu morbide, en attendant de l'étudier dans de nouveaux faits, le nom de *sommyhéma*).

La guérison a persisté jusqu'en 1874, année où la femme Entiau a succombé à une hémorrhagie cérébrale.

Les cancers locaux se composent parfois d'éléments figurés divers. Parmi les observatious que j'ai recueillies de ces variétés, je ne mentionne que celle de Rumeau, de Carbonne (Haute-Garonne), et celle de Ponset, de Castillon (Gers). Le premier était affecté d'une tumeur de la lèvre inférieure dont le noyau central, très-blanc, n'était constitué que d'épithélium, et les couches périphériques de teinte rosée, de matière granuleuse.

Le second portait, dans l'épaisseur d'une paupière inférieure, une large incrustation d'un tissu lardacé, dont les éléments constituants étaient des molécules, des leucocytes, des globules de sang décolorés, et de rares cellules épithéliales.

Destruction de réseaux sanguins carcinogènes.

J'observe souvent, chez les nombreux sujets qui viennent me consulter, des réseaux sanguins carcinogènes étalés sur les papilles du derme muqueux ou cutané, qui n'ont pas encore engendré des tumeurs cancéreuses. Je les détruis par de minces couches de pâte arsenicale ou le chlorure d'or.

Première Observation. — Laforgue, âgé de quarante-six ans, propriétaire à Daux (Haute-Garonne), a contracté, en 1872, l'habitude de fumer des cigarettes. L'action irritante du tabac fait apparaître sur le rebord muqueux de sa lèvre inférieure une rougeur prurigineuse de l'étendue d'une pièce d'argent de cinquante centimes, que les médecins de sa contrée ne peuvent pas effacer par des topiques. Cet homme vint me consulter en 1873. J'excisai l'epithélium qui s'étale au-dessus des vaisseaux pathologiques, et mis sur la plaie un très-mince enduit de pâte arsenicale Manec. En quatre jours ce remède provoque, sans réaction inflammatoire, la formation d'une mince croûte de pus qui découvre en tombant une muqueuse normale.

Deuxième Observation. — Marot, âgé de quarante-cinq ans, adjoint du village de Seouède (Haute-Garonne), vient, en mai 1876, me prier de le guérir de cinq petites croûtes épithéliales incrustées sur cinq réseaux pathologiques épars sur la paupière supérieure de l'œil droit. Je fais tomber les opercules en dilacérant légèrement l'épiderme, ce qui me permet de cautériser avec le chlorure d'or les vaisseaux carcinogènes. En douze jours j'obtins une guérison persistante.

CHAPITRE III

Des tissus squirrheux du sein. — Nouveau signe pathognomonique des tumeurs squirrheuses dépourvues de vaisseaux capillaires. — Action des des pâtes arsenicales et de la poudre de sublimé corrosif sur les tissus squirrheux. — Quatre observations. — Recherches sur le sang veineux de plusieurs sujets affectés de squirrhes.

Les squirrhes ont une grande ressemblance physique et chimique avec les cancers locaux que je viens de décrire. Ils s'en distinguent par des éléments microscopiques particuliers et leur causalité qui réside dans la masse du sang. J'ai étudié d'une manière toute spéciale les tissus squirrheux des mamelles. Voici l'exposé de mes recherches :

1° Une première variété consiste en tumeurs un peu molles à surfaces unies. Elles sont constituées : 1° d'un tissu cellulaire amorphe, c'est-à-dire mal organisé ; 2° d'une matière blanche solide, fibrinoïde, qui est la substance cancéreuse ; 3° d'une grande quantité de suc lactescent, qui est le plasma ou suc du cancer ; 5° de quelques rares artères ;

2° Les tumeurs d'une seconde variété sont dures, bosselées ou ridées. Elles contiennent les mêmes éléments que les précédentes, à l'exception du tissu cellulaire mou qui est remplacé par du tissu fibreux résistant ;

3° Les tumeurs d'une troisième variété diffèrent des deux premières par de nombreux réseaux sanguins très-tenus, qui leur communiquent une teinte plus ou moins rouge. Ces derniers squirrhes, découpés et lavés dans l'eau, récupèrent en quelques instants la couleur blanche qui semble être un attribut du tissu squirrheux.

J'ai publié, dans l'*Abeille médicale* de 1872, ma méthode d'analyse qualitative des tumeurs squirrheuses.

Nouveau signe pathognomomique des squirrhes dépourvus de réseaux sanguins visibles à l'œil nu. — Les micrographes ont désigné sous le nom de globules cancéreux des cellules sphériques, ovoïdes, allongées, triangulaires, quadrangulaires, fusiformes, etc., munies d'un noyau fortement accusé qui renferme lui-même un ou plusieurs nucléoles très-accentués. Toutes les fois qu'ils rencontrent dans une tumeur de pareils éléments, ils la considèrent comme étant un squirrhe ou un encéphaloïde.

De mon côté, je diagnostique d'une manière non moins certaine mes deux premières variétés de squirrhe lorsque, détruisant un tissu morbide par le sublimé corrosif, j'obtiens des eschares d'un blanc laiteux uniforme, qui passent au blanc jaunâtre en se desséchant. L'expérience m'a appris qu'aucun autre tissu ne conservait longtemps une blancheur uniforme dans ses combinaisons avec le bichlorure.

Les tumeurs squirrheuses n'ont qu'une faible vitalité. Aussi advient-il que leur tissu fermente au contact de l'air et produit sur l'odorat cette sensation nauséabonde à laquelle l'on a donné le nom d'odeur cancéreuse. Je fais cesser sur les plaies des squirrhes toute odeur et détermine leur cicatrisation par des lavages avec des solutions toniques d'acide arsénieux, ou l'application de poudres dans lesquelles ce remède entre en faible proportion.

La formation des tumeurs squirrheuses se lie à un état pathologique général. Les divers agents que la science possède, instrument tranchant, escharotiques et l'acide arsénieux lui-même, malgré sa double propriété caustique et vénéneuse, sont impuissants à les guérir radicalement à cause de la facilité avec laquelle le sang reproduit le tissu morbide à mesure qu'on l'enlève ou qu'on le mortifie. Une telle disposition à la récidive devrait faire adopter pour le plus grand nombre de squirrhes la pratique de Celse, qui n'agissait que par des adoucissants sur les carcinomes. « Quidam usi sunt medicamentis urentibus. Quidam ferro adusse- « runt. (Quidam scalpello exciderunt neque ulli medecina pro- « ficit... excisa carcinomata post inductam cicatricem reverterunt « et causam mortis attulerunt. Sed imponendo tantum lenia me- « dicamenta, quo quasi blandimenta quominus ad ultimam senec- « tutem parveniant celsus.)

Effets des pâtes arsenicales sur les tissus squirrheux et les parties environnantes. — Quand j'ai appliqué des couches épaisses de pâtes arsenicales sur les tissus squirrheux, j'ai observé la succession des phénomènes suivants :

Vingt heures environ après l'application du remède, la zone de tumeur qui lui est subjacente prend une teinte noire, indice d'un effet escharotique. L'eschare atteint dans l'espace d'un septenaire cinq à six millimètres d'épaisseur. Ce terme écoulé, l'acide arsénieux cesse d'agir comme caustique ; il continue néanmoins à mortifier pendant une quinzaine de jours à l'aide de sa propriété vénéneuse La portion de tumeur empoisonnée devient d'un blanc grisâtre si sa charpente est formée de tissu cellulaire mou. Elle conserve une coloration presque physiologique si, à la place du tissu cellulaire mou, il existe du tissu fibreux.

Dès que le topique arsenical a produit tout l'effet dont il est susceptible, l'élimination des parties mortes commence. Elle s'opère par de la sérosité mélangée de rares globules purulents. Lorsque tout le squirrhe est tombé, on aperçoit une plaie revêtue d'une substance blanchâtre molle qui est le vestige du tissu cellulaire intermédiaire au cancer et aux parties normales. Il faut aussi que cette couche soit éliminée pour que l'on voit apparaître des bourgeons charnus qui sécrètent du vrai pus.

Effets généraux. — La réaction générale provoquée par les pâtes arsenicales chez les sujets affectés de squirrhes est bien moins accentuée que chez les individus qui ont un organisme normal. La fièvre n'est indiquée que par la fréquence du pouls. Elle prend les caractères de la fièvre hectique si l'on renouvelle les applications du remède à des intervalles trop rapprochés. Cette absence de réaction locale et générale, franche, m'a paru favoriser l'absorption de l'acide arsénieux. Voici maintenant quelques observations de squirrhes du sein qui montrent l'impuissance des moyens locaux à guérir ces tumeurs un long espace de temps.

1re OBSERVATION. — Mme Mauvezin, âgée de soixante-quinze ans, a, dans la moitié supérieure du sein gauche, une tumeur mobile qui a acquis dans l'espace d'une année le volume d'une petite noix. La malade, qui a une rare énergie, veut que je l'opère. Le 1er mai 1863, je couvre la partie culminante de sa tumeur d'une épaisse couche de pâte arsenicale Manec.

1er juin. — Je détache la tumeur qui ne tient à la peau que par quelques tractus celluleux, et je mets à découvert une plaie revêtue d'une matière celluleuse molle, sur laquelle s'établit une sécrétion séro-purulente.

20 juin. — La plaie du thorax est en grande partie cicatrisée. Le grand pectoral qui suppure présente un bouton induré que je couvre de pâte arsenicale.

L'emplâtre a opéré au niveau de la dureté une eschare de cinq millimètres d'épaisseur. Sous la partie morte, je remarque encore un bouton carcinomateux que j'attaque par la poudre impalpable de sublimé corrosif. Le 23 juin, je vois sous la combinaison hydrargirique un corps dur du volume d'un pois. Des tractions que je lui imprime avec des pinces à disséquer se communiquent à un ganglion axillaire qui s'indure. Cette dernière complication me décide à suspendre l'emploi des caustiques. Je soumets Mme Mauvezin, qui est riche, à un régime analeptique, des promenades au grand air, et quand les aliments cessent d'être normalement digérés, j'en facilite la digestion par des pilules ante-cibum.

Août 1864. — L'état général s'est maintenu bon une année. Un nouveau squirrhe s'est formé à la face antérieure de la poitrine, et deux ganglions se sont indurés dans le creux axillaire.

1er septembre. — La nouvelle tumeur du thorax s'ulcère et sécrète un serum très-fétide. Sous l'influence de l'absorption des matières putrides qui séjournent sur la plaie cancéreuse, le teint de la malade prend une couleur de cire, et le tissu cellulaire de ses paupières s'infiltre comme dans l'albuminurie.

14 septembre. — Je mets sur le squirrhe ulcéré quinze centigrammes de fluorure de potasse, pour essayer d'enrayer la fermentation putride. Ce remède amène un résultat opposé à celui que je désire : il ramollit les couches superficielles du squirrhe et leur communique une teinte grisâtre du plus mauvais aspect. Ce fut alors que je mis sur la plaie, pendant une semaine, un gramme de suie tamisée, mêlée à un centigramme d'acide arsénieux.

30 septembre. — Les premières applications de suie et d'acide arsénieux ont admirablement désinfecté la plaie cancéreuse. Le 30 septembre, je détache le magma qui est résulté de l'union du remède avec les liquides extravasés. Je remarque que les ulcérations de la tumeur se sont revêtues d'un épiderme translucide, et que, dans les points où la cicatrice n'est pas complétement formée, le serum extravasé s'est changé en un pus lactescent dans lequel nagent des globules blancs du sang.

Septembre 1865. — L'état général étant encore satisfaisant, les ganglions indurés de l'aisselle déterminent, par leur pression sur l'artère et la veine axillaire, l'œdème du bras, puis un érésypèle auquel Mme Mauvezin succombe. Une tranche de sa tumeur que j'excise sur le cadavre a une apparence lardacée. Le microscope, à un grossissement de 200 diamètres, me fait voir de grands globules munis d'un grand noyau qui contient lui-même des nucléoles.

2e OBSERVATION. — *Destruction par le bistouri, la pâte arsenicale, et environ quatorze grammes de sublimé corrosif, d'un squirrhe énorme de consistance un peu molle.* — La femme Grenade, âgée de cinquante-trois ans, vient, en février 1866, se faire traiter d'une tumeur au sein gauche aussi volumineuse qu'une forte orange, et, de plus, profondément ulcérée à sa partie culminante. Le tissu qui la constitue se laisse légèrement déprimer par ma main. Une seconde tumeur, plus dure que la première, de la dimension d'une cerise, est placée dans le creux axillaire gauche. La dégénérescence de l'aisselle ne date que de trois mois, tandis que celle de la mamelle remonte à trois ans. L'état général de la malade est mauvais. Elle est émaciée, sans appétit et de couleur de cire. Malgré un tel état, je promets de détruire sa grande tumeur, qui est le siége d'une odeur infecte et d'élancements douloureux.

Le 2 février, j'excise rapidement avec le bistouri la plus grande partie de la tumeur mammaire, qui comprend les points ulcérés. La solution de continuité que je fais présente, sur un espace de 12 centimètres, un tissu blanc comme lardacé, d'où s'échappent cinq jets de sang fournis par cinq artères que je cautérise avec des fers rougis à blanc. Ce premier jour je dispose, sous forme de croissant, sur le tissu squirrheux qui avoisine le creux axillaire, une couche épaisse de pâte arsenicale. L'aire qu'elle couvre équivaut à une moitié d'écu de cinq francs. Je répands sur le reste de la plaie cinquante centigrammes de poudre impalpable de sublimé; je prescris un régime composé de bons potages, de viandes rôties et de bon vin.

3 février. — Aucune trace d'inflammation n'est survenue dans les régions qui environnent la tumeur. Le sublimé corrosif a produit sans douleur une eschare *de couleur de lait* qui brunit mon scalpel lorsque je la coupe, parce qu'elle est encore à l'état acide. Je la fais macérer dans un verre d'eau, qui dissout la matière lactescente et laisse persister une matière gélatineuse qui représente le tissu cellulaire amorphe de la tumeur.

20 février. — Les 8, 10 et 17 janvier, j'ai appliqué sur le squirrhe plusieurs grammes de poudre de sublimé. Le 20 janvier, après avoir enlevé les eschares, je vois apparaître pour la première fois du pus de bonne nature et les fibres du grand pectoral. La partie du squirrhe sur laquelle j'ai apposé, au début de la cure, une couche épaisse de pâte arsenicale Manec, dépasse la solution de continuité assainie d'environ trois centimètres. Je facilite sa chûte en coupant, avec des ciseaux, les tractus celluleux qui la retiennent encore au thorax. Je mets, de la sorte, à découvert une sur-

ace à aspect crémeux, sur laquelle je vois encore deux petits boutons squirrheux que je couvre de pâte arsenicale.

Mars. — Le thorax s'est revêtu d'une très-belle cicatrice à l'exception des deux points où j'ai remis de la pâte arsenicale. La femme Grenade remarquant la grande amélioration qui s'est opérée sur son sein a récupéré la gaîté, l'appétit, un bon teint et des forces. Elle me demande à retourner dans sa famille.

25 avril. — Les deux petits réliquats du tissu squirrheux n'ont pas été totalement mortifiés par ma dernière application de pâte arsenicale. Le squirrhe de l'aisselle gauche ne s'est pas accru. Une nouvelle induration squirrheuse prend naissance dans le creux axillaire droit. Les mauvaises conditions hygiéniques dans lesquelles la femme Grenade vit dans sa famille, lui ont fait perdre la gaîté et les forces qu'elle avait récupérées à l'Isle. A partir d'avril, je n'ai plus revu cette malade.

Troisième Observation. — *Application de pâtes arsenicales de 50 centigr. d'émétique et de 25 grammes de sublimé corrosif sur plusieurs squirrhes durs.* — En avril, la femme Nizas me consulte. Elle a au sein gauche une grande tumeur dure, applatie, qui date de 4 ans. Une seconde tumeur du volume d'une petite noix est placé au côté externe de la précédente. Enfin cinq petits dépôts d'une substance dure se font encore remarquer sur divers points de la région précordiale. La malade est pâle, amaigrie et sans fièvre.

Je détruis la tumeur qui confine l'aisselle par deux applications de pâte arsenicale au sublimé corrosif.

Le 15 mai, je répands sur le quart inférieur de la tummeur mammaire qui est ulcérée 50 centigrammes d'émétique en poudre fine. Ce caustique produit en 24 heures une eschare grise, molle, d'un demi-centimètre d'épaisseur ; mais en fondant, il fuse malgré l'amadou dont je l'ai recouvert sur la peau du voisinage, et y fait naître des pustules très-douloureuses. J'abandonne l'emploi de l'émétique et le remplace par la poudre de sublimé corrosif. Par 25 grammes de ce composé, divisé en 8 applications, j'obtiens en 30 jours 200 grammes d'eschares d'un blanc de lait. Ayant mis à découvert les fibres du grand pectoral, le squirrhe repullule sur ce muscle et la peau du voisinage. Les nouvelles poussées me font comprendre que je ne dois pas poursuivre la cure. Je renvoie la femme Nizas dans son village, en lui conseillant une pommade composée de suie, d'extrait de belladone, et de laudanum.

Ce remède calme les douleurs et désinfecte si bien le tissu cancéreux, que la malade pendant une année qu'elle vécut encore n'eut recours qu'à ce seul topique.

Quatrième Observation. — *Destruction partielle par le sublimé corrosif d'un squirrhe fongoïde sillonné de nombreux réseaux sanguins rougeâtres.* — La femme Saint-Paul se soumet à mon examen le 3 novembre 1873. Elle s'est aperçu, il y a environ quatre ans, qu'une tumeur se formait au côté externe de sa mamelle droite. Le jour où je l'examine pour la première fois, elle forme, au-dessus de la peau du thorax, une saillie dure, rouge, du volume d'un œuf de poule, qui se continue par sa base avec la mamelle indurée; plusieurs ganglions du creux maxillaire voisin sont d'une dureté ligneuse.

J'excise une tranche de ce produit et la lave dans l'eau. Mon lavage dissout en moins d'une minute le sang qui la pénètre, et lui communique une couleur blanche lardacée. Examinée à un grossissent de 200 diamètres, elle me laisse voir de grandes cellules gorgées de matière atomique; malgré cette infiltration, beaucoup d'entre elles me montrent un fort noyau qui contient lui-même un ou plusieurs nucléoles.

Obligé à la vue des globules cancéreux de diagnostiquer un squirrhe, je me refuse de prime abord à toute opération, mais sur le très-vif désir de la malade d'être débarrassée de la partie fongoïde de sa tumeur, qui tache ses robes, je la saupoudre d'une forte dose de poudre de sublimé que je maintiens en place avec de l'amadou. Le 11 novembre, je revois la femme Saint-Paul, mon remède a déterminé sans douleur une eschare épaisse, dure et noire que je détache avec des ciseaux. Le fongus rapetissé est toujours d'une teinte rougeâtre, provenant de ses réseaux sanguins. L'indication que je me proposais étant remplie, je ne poursuivis pas la cure.

Les trois premières observations de squirrhe que je viens d'exposer et plusieurs autres que je ne rapporte pas, dans lesquelles la récidive ne s'est jamais fait attendre, indiquent que les moyens locaux sont incapables de guérir ces affections.

La médecine, jusqu'à nos jours, n'a pas trouvé de remède interne qui pût les résoudre. L'Extrait de ciguë préconisé par Stork, l'acétate de cuivre ou verdet vanté par Gamet, le chlorydrate de baryte, auquel Crawfort attribuait une grande efficacité, n'ont jamais fait fondre de squirrhe dans lequel on a constaté un des signes pathognomiques que j'ai signalés. J'ai fait prendre pendant l'année 1875, à une dame de quarante-deux ans, affectée d'un squirrhe de la mamelle droite avec ganglions indurés à l'aisselle, 400 pilules asiatiques; elles n'ont pas empêché un squirrhe tertiaire de se développer à la partie inférieure de la colonne vertébrale. Sydenham disait que si l'on parvenait à trouver un agent qui rendit bonnes les digestions mauvaises, on aurait le moyen de faire résoudre la plupart des maladies chroniques. Chez Mme Mauvezin, qui appartenait à une famille opulente, j'ai rendu les digestions faciles par des promenades au grand air et des médicaments toniques. Son état général s'est sensiblement amélioré. Néanmoins, les squirrhes du thorax et de l'aisselle ont continué à s'accroître, je me suis demandé souvent quelle était l'altération de la masse de sang qui donnait naissance à une affection aussi meurtrière? J'ai recueilli plusieurs fois, chez les sujets que j'ai traités, le sang qui s'échappait d'ulcères squirrheux, et j'ai constamment noté : 1° que le sérum en se séparant du coagulum entraînait beaucoup de globules qui lui communiquaient une teinte rougeâtre; 2° que le caillot restait d'un rouge sombre au contact de l'air, tandis que le sang provenant de la phlébotomie, chez une personne qui n'a pas de diathèse cancéreuse, fournit un sérum dépourvu de globules rouges et un insula qui devient vermeil au contact de l'air. En mai 1871, j'ai poussé plus loin mes investigations : j'ai pratiqué une petite saignée à une femme que je traitais pour un squirrhe de la mamelle droite. Au bout de vingt-quatre heures, j'ai remarqué que le sang retiré de la veine n'avait pas acquis de couleur vermeille; que le sérum en s'isolant du caillot entraînait beaucoup de globules. Je substituai à la sérosité rougeâtre une petite quantité d'eau; cette dernière décolora en trois jours la partie coagulée qui se composait d'une proportion énorme de fibrine.

De ces recherches, je conclus que dans le cancer squirrheux la partie coagulable du sang ou fibrine est fort accrue; qu'elle a peu d'affinité pour les globules rouges; que les globules s'oxident imparfaitement au contact de l'air. Or ces petits corps sont la partie vivifiante du sang, et les physiologistes estiment qu'ils élaborent les plasmas du corps, mais ce n'est qu'en absorbant une forte proportion d'oxigène, et en conservant de l'affinité pour la fibrine ou plasma, qu'ils peuvent rendre ce dernier propre à la nutrition normale de nos tissus.

Je ne livre mes impressions sur le sang des sujets affectés de squirrhe que sous toute réserve, je ne signale mes observations trop peu nombreuses et incomplètes que dans l'espoir de voir quelque chimiste habile rechercher les modifications chimiques et physiologiques que subit le sang chez les nombreuses cancéreuses de la Salpétrière, recherches qui mettront peut-être sur la voie d'un bon traitement dans une maladie qui a fait, jusqu'à nos jours, le désespoir de ceux qui en étaient atteints.

CHAPITRE IV

Action substitutrice des pâtes arsenicales appliquées sous forme d'enduit très-mince dans des maladies de la peau, de nature diverse.

On a remarqué, dans les observations qui précèdent, que les pâtes arsenicales employées en couches épaisses, sont caustiques et vénéneuses; je peux encore prouver que si on les étend sous forme d'un enduit très-mince, sur plusieurs affections de la peau, elles se bornent à produire une suppuration lente de longue durée, qui se substitue à des exudats très-divers, pourvu qu'ils ne se lient pas à quelque vice général. Parmi les nombreuses guérisons que j'ai opérées par cette méthode de faire usage de l'acide arsénieux, je me contente d'en rapporter deux :

Première Observation. — *Affection impétigineuse du visage ayant résisté pendant quatorze ans au traitement d'un grand nombre de célébrités chirurgicales, guéries en quarante jours par l'application d'un mince enduit de pâte arsenicale.* — M. de L..., âgé de dix-neuf ans, fils d'un négociant de la ville de Toulouse, vient, en 1856, séjourner à l'Isle-en-Jourdain pour se faire traiter d'une affection de la peau du visage qui date de l'âge de cinq ans. Soigné, pendant quatorze ans, par les sommités chirurgicales de Paris et de Toulouse, et ne voyant aucun terme à une maladie qui le forçait à tenir constamment son visage enveloppé d'un mouchoir, il avait formé le projet d'attenter à sa vie, lorsqu'ayant entendu parler de plusieurs cures que j'avais opérées par des emplâtres, il sentit renaître dans son esprit l'espérance de la guérison.

La maladie de ce jeune homme consiste dans une ulcération du derme couverte d'une croûte épaisse à aspect dégoûtant, qui occupe au centre de la joue droite un espace équivalent à l'étendue d'une pièce de 5 francs. Conduit à Paris, plusieurs professeurs croient que son affection est de nature cancéreuse et l'opèrent par l'instrument tranchant. Le mal se reproduit sur place avec une grande rapidité.

Parmi les chirurgiens de haute réputation qui l'ont traité à Toulouse, M. Charles Viguerie, chirurgien en chef de l'Hôtel-Dieu, croit à une large plaque de sycosis, et dirige vainement contre elle des pommades au nitrate d'argent, et, quand la croûte est tombée, des vésicatoires. M. Roland, autre chirurgien de l'Hôtel-Dieu, diagnostique un eczéma impétigineux, et prescrit les eaux sulfureuses à l'extérieur et à l'intérieur. Il le cautérise inutilement plusieurs fois avec l'acide sulfurique et le nitrate acide de mercure. M. Estévenet, ancien prosecteur de l'École de Médecine de Paris, qui est la dernière réputation chirurgicale à laquelle M. de L.... a été confié, pense que ce sujet est atteint d'un ulcère scrofuleux. Il conseille les aliments toniques, l'huile brune de foie de morue, des préparations iodurées, et un grand nombre de topiques. Remarquant que tous ces remèdes ne guérissent pas, il propose d'établir sur l'ulcère un cautère avec la pâte de Vienne. Le malade et sa famille se refusent à cette dernière médication.

Ayant reçu ces renseignements, j'étudie à mon tour la production anormale. Je détache avec le bistouri sa grande croûte qui ressemble à du cerumen desséché. Le derme qu'elle laisse à découvert est rouge, dur et légèrement ulcéré. Je diagnostique une inflammation chronique du chorion de nature impétigineuse. Je fonde ma croyance sur la date très-ancienne des signes inflammatoires, et sur l'apparence de la croûte analogue aux croûtes d'impétigo.

Persuadé par l'état général du jeune homme, qui était satisfaisant, qu'il me suffirait pour guérir cette dartre de substituer à la sécrétion de son blastème gommeux une suppuration de longue durée, je la couvre d'un mince enduit de pâte arsenicale Manec. Dès le second jour de cette application, je vois apparaître aux alentours du topique du vrai pus qui se sèche à mesure de sa formation et finit par constituer une croûte épaisse sous laquelle je trouve, au bout de quarante jours, à la très-vive satisfaction du malade et de sa famille, une peau bien cicatrisée sur laquelle la dartre n'a plus reparue.

Deuxième Observation. — Mlle St Cric, de Touget, âgée de douze ans, d'une constitution lymphatique, reçoit, en 1875, à la partie convexe du nez, un coup de balle. Ce choc détermine une plaie atonique de la grandeur d'une pièce d'argent de cinquante centimes qui refuse de se cicatriser. On appelle successivement deux médecins de la contrée qui traitent l'enfant pendant environ deux ans avec une grande variété de topiques et de remèdes internes sans pouvoir la guérir. — On me la conduit au commencement de mai 1876. Je lui prescris, à cause de son teint chlorotique, des préparations ferrugineuses, des viandes rôties, du bon vin, et lui cautérise l'ulcère avec le chlorure d'or. Mon traitement, à la fin de mai, n'avait pas amené d'amélioration. J'essaye alors l'action d'une mince nappe de pâte arsenicale. Celle-ci suscite en peu de jours sur le nez la formation d'un pus louable qui produit en vingt-cinq jours une bonne cicatrice.

La sécrétion de bon pus que les mélanges d'acide arsénieux provoquent, est le produit d'un travail salutaire qui se substitue au travail morbide. Lorsqu'ils ne peuvent pas faire naître cette suppuration modificatrice, l'affection leur résiste comme dans le fait suivant :

Troisième Observation. — Mme Garis, de Castillon, sœur d'un médecin d'hôpital, est affectée d'un ulcère cancéreux local qui intéresse les couches superficielles des os nasaux, et excrète des croûtes sèches d'épiderme altéré. Cette dame a encore près de l'oreille droite deux petits tubercules lupeux ulcérés. La peau qui les entoure est rouge et tuméfiée. Cette turgescence des tégumens se perd insensiblement sur le visage.

Le 6 mai 1858, je couvre l'ulcère nasal de pâte arsenicale. Ce topique excite une vive inflammation à laquelle succède la sécrétion d'un pus épais qui amène, en cinquante jours, la chûte du cancer et la cicatrisation des os nasaux.

Je tente alors de guérir les deux tubercules lupeux; je les couvre d'un enduit de pâte arsenicale. Ce remède réduit en déliquium le tissu qui les compose, mais les parties sous-jacentes se refusent à sécréter du pus et reproduisent deux nouveaux tubercules. Je mets sur ces nouveaux lupus une poudre composée de quatre parties de calomel et une de sublimé corrosif. Ce mélange fond aussi le tissu lupeux sans modifier le genre de vitalité des parties qui l'avoisinent, de sorte que le mal revient encore sur place. Persuadé après ce double échec que les caustiques seuls étaient impuissants à guérir les ulcères lupeux qui dépendent toujours d'une constitution plus ou moins scrofuleuse, je suspends tout traitement.

Mme Garis a succombé à une hémorrhagie cérébrale sept ans après mes médications. Le cancer local du nez n'avait pas reparu. Les deux tubercules de lupus sont demeurés stationnaires jusqu'à sa mort.

CHAPITRE V

Sapidité de l'acide arsénieux. — Son peu de solubilité à froid dans l'huile d'olive. — De l'arsénite de lipine. — Solubilité de l'acide arsénieux dans l'eau distillée. — De l'emploi des mélanges d'acide arsénieux pour prévenir les accidents qui compliquent les opérations par l'instrument tranchant. — Dangers qui peuvent résulter de leur application. — Hémorrhagies, nausées, vomissements, crampes, fièvres muqueuses continues et rémittentes, syncopes effrayantes ; quatre observations. — Réflexions sur les composés arsenicaux usités en médecine. — Arséniate, margarate et oléate de soude ou vrai savon arsénique.

Sapidité de l'acide arsénieux. — Une faible pincée d'acide arsénieux que j'ai laissée séjourner dans ma bouche quatre minutes ne m'a fait ressentir aucun goût. L'eau distillée saturée du même acide a fait naître sur ma muqueuse buccale, après cinq minutes de contact, une saveur douceâtre nauseuse. Versée sur un blanc d'œuf, elle a produit un léger précipité lactescent.

L'acide arsénieux se fond très-peu dans les huiles à la température ordinaire et au bain-marie. Cinq centigrammes de cet acide que j'ai mis dans cinq grammes d'huile d'olive n'étaient par fondus en entier au bout d'un an.

Arsénite de Lipine. — Si je fais bouillir dans un tube de verre cinq centigrammes d'acide arsénieux avec trois ou quatre grammes d'huile d'olive, l'arsenic se dissout complétement. Pendant cette fusion il se dégage une forte odeur de bougie stéarique provenant de la formation d'une fumée blanche qui se dépose en partie sur les parois du tube sous forme de matière blanche, inodore, insipide. Retirée du feu, la solution d'huile et d'acide arsénieux se trouble entre cinquante et soixante degrés centigrades par la formation d'un précipité blanc identique à celui qui s'est déposé sur le tube.

Isolé, ce précipité a été insoluble dans l'eau, l'éther, l'alcool froid ou bouillant. Il s'est, au contraire, facilement redissous dans l'huile suffisament chauffée ; je démontre par le nitrate d'argent qu'il cède à une solution concentrée de soude caustique une partie de l'acide arsénieux qu'il contient. L'ayant exposé dans un tube de verre à la flamme d'une lampe à alcool, il s'est promptement charbonné. Ce sédiment est donc de l'acide arsénieux combiné à un principe de l'huile qui joue le rôle d'oxide. Serait-ce la lipine ?

Solubilité de l'acide arsénieux dans l'eau distillée. — L'acide arsénieux en poudre fine est peu soluble dans l'eau distillée; il m'a fallu huit jours pour en dissoudre, par l'agitation, cinq centigrammes dans deux cent cinquante grammes d'eau de pluie, et une heure à la chaleur du bain-marie ; à l'état de cristaux, il se dissout plus vite et en plus forte proportion qu'en poudre.

Depuis que je pratique la médecine, j'ai appliqué bien des fois l'acide arsénieux pur ou en mélanges sur des plaies et des tumeurs de nature diverses, sans qu'il ait jamais produit entre mes mains un seul cas d'angiolencite, de phlebite, de phlegmon diffus, d'infection purulente, complication qui ont été souvent notées après les opérations par l'instrument tranchant.

Les médecins qui emploient fréquemment les mélanges d'acide arsénieux finissent par calculer avec tant de précision l'action de la couche appliquée, qu'ils ne mortifient absolument que les parties qu'ils veulent détruire.

Après avoir déraciné, dans le mois de janvier 1870, un épithéliéma qui avait altéré une partie du cartilage tarse d'une paupière inférieure chez un homme qui m'était adressé par M. Atoch, oculiste de Toulouse, ce confrère de grande réputation qui a revu le sujet après l'opération, m'a écrit : « Je félicite M. Giras du succès que vous avez obtenu. C'est admirable comme précision et comme résultat. Comme l'instrument tranchant est dépassé par votre habileté à manier les caustiques ! »

Les mélanges d'acide arsénieux sont, dans les mains des chirurgiens qui les ont peu expérimentés, des armes fort dangereuses. Les accidents que je leur ai vu produire sont des hémorrhagies, des nausées, des vomissements, des crampes, des fièvres de longue durée, des syncopes effrayantes.

Hémorrhagies. — Les hémorrhagies surviennent pendant la période de mortification et à l'époque de l'élimination des parties mortifiées. Voici comment je les explique dans la période de mortification. L'acide arsénieux, comme la potasse et la soude, a de la tendance à liquéfier les tissus. L'eschare qu'il fait est molle quand elle est récente. On conçoit dès lors que si cette eschare molle renferme des artères de gros calibre, elles puissent se rompre et laisser couler du sang.

Quant à l'hémorrhagie de la période d'élimination, elle ne survient que lorsque l'hyposthènie de l'organisme est telle que le sang et les tissus ne réagissent pas par l'inflammation et la sécrétion d'un pus épais contre les effets mortifères de l'acide arsénieux. La tumeur dans ce cas se décolle à l'aide d'un pus séreux qui ne forme pas de croûte obturatrice. Or, si la plaie qui est mise à découvert, contient de gros vaisseaux, ils donnent lieu à des hémorrhagies fort graves comme dans l'observation Marnac que j'ai rapportée à l'article cancro-épithélihémes. Voici un autre fait où l'hémorrhagie a entraîné la mort.

Première Observation. — Talsac, âgé de 40 ans, d'une constitution lymphatique très-prononcée, présente à la partie antérieure de l'articulation huméro-cubitale de l'avant-bras droit une tumeur demi-fluctuente qui a acquis, dans l'espace de seize mois, le volume d'un œuf de poule. En avril 1852, deux chirurgiens de campagne la couvrent en quatre fois d'une mince couche de pâte arsenicale de frère Come. Le remède fut laissé dix jours sur chaque espace où il fut mis. Appelé en consultation au quarantième jour du traitement, je n'aperçus pas d'eschare sur la tumeur. Néanmoins je me convainquis en la transperçant avec le bistouri, sans que le malade en eût conscience, que l'acide arsénieux l'avait frappée de mort en l'empoisonnant. J'en coupais des lambeaux pour étudier sa structure, je vis qu'ils ne renfermaient que du tissu cellulaire mélangé de beaucoup de capillaires sanguins qui lui donnaient une teinte rosée. Je confiai à la nature l'élimination de cette tumeur à cause des gros vaisseaux sur lesquels elle reposait. Elle se détacha, en effet, en entier huit jours après qu'elle eut été soumise à mon observation sans exciter dans les parties normales qui la limitaient de l'inflammation et de la suppuration. Cette chûte détermina une hémorragie que le médecin le plus rapproché ne put ou ne sut pas arrêter. Elle amena la mort du malade.

Symptômes du passage d'une trop forte proportion d'acide arsénieux dans le torrent de la grande circulation. — J'ai plusieurs fois recouvert de pâte arsenicale, en une seule fois, des aires aussi étendus qu'une pièce de 5 francs, sans déterminer des symptômes de la résorption de l'acide arsénieux. Dans ces cas, le tissu que je détruisais était d'une structure serrée et sans vaisseaux apparents.

L'absorption s'est faite sur une surface bien moindre que celle que j'indique, si la tumeur était revêtue d'une peau très-fine, sillonnée de nombreux capillaires, d'une grosse veine, ou bien encore si le sujet était très-débilité.

Les signes qui annoncent le passage d'une petite quantité d'acide arsénieux dans le sang consistent en nausées, vomissements, quelquefois en crampes. A l'apparition de ces symptômes je détache la pâte appliquée quand elle renferme une dose d'acide arsénieux capable de nuire. Au début de ma pratique médicale, pour l'avoir laissée trois jours appliquée sur le squirrhe d'une dame, malgré les vomissements qui se manifestèrent tous les matins, je déterminai une fièvre muqueuse de longue durée à laquelle j'eus le regret de voir la malade succomber. Si, au contraire, la pâte dont je fais usage ne contient pas plus de trois centigrammes d'acide arsénieux, estimant qu'un aussi faible poids d'arsenic est incapable d'amener des accidents sérieux chez les sujets qui ont de la vigueur, je laisse le remède en place jusqu'à ce qu'il ait suffisamment agi, malgré la manifestation de quelques vomissements.

Dans les fortes applications de pâte arsenicale, l'absorption rapide de l'acide arsénieux est indiquée par l'absence de tout travail inflammatoire local, et puis, quand une forte dose de poison est accumulée dans le sang, il se manifeste vers le creux épigastrique une sensation de malaise inexprimable, rapidement suivie d'une syncope effrayante. J'ai observé deux fois dans ma pratique de pareils accidents. Cette anxiété et cette perte de connaissance n'entraînèrent aucun résultat fâcheux chez l'un des individus dont la santé était excellente lorsque je lui fis l'application de la pâte arsenicale; mais chez le second, où elle était affaiblie, l'action hyposthénisante de l'acide arsénieux sur le grand sympathique, et le système nerveux encéphalo-rachidien fut porté au point nécessaire pour déterminer après la syncope une fièvre rémittente pernicieuse, puis continue muqueuse de trois septenaires. Voici ces deux observations, ainsi que celle de la dame qui succomba à une fièvre de longue durée. Je commence par rapporter cette dernière.

DEUXIÈME OBSERVATION. — Mme Lias, âgée de 58 ans, au corps fortement développé, au visage d'un blanc mât, vient s'établir, le 1er août 1856, à l'Isle-Jourdain pour se faire opérer. Elle porte sur la moitié droite de la poitrine trois tumeurs. La plus petite, qui est la plus récente, siége vers le bord supérieur du grand pectoral. De la grandeur d'une noisette, elle est arrondie, mobile, et ne cause pas de douleur. La seconde, qui a le volume d'une cerise, est située entre le sein et la clavicule. La troisième, placée dans la mamelle, remonte à trois ans, et a les dimensions d'un œuf de poule; sa base est mobile, tandis que par son sommet elle adhère aux couches profondes de la peau. Comme les deux précédentes, elle est dure et indolente. La malade attribue sa venue à un coup. Les médecins auxquels elle l'a montrée ne lui ont pas fait subir de traitement. Quelle est la nature des tumeurs de Mme Lias? N'ayant pas de microscope à l'époque ou elles furent soumises à mon observation, et ne faisant pas encore usage de sublimé corrosif comme moyen d'appréciation, je fus obligé, pour établir mon diagnostic, de m'appuyer uniquement sur les caractères extérieurs. Voici d'abord comment je raisonnai au sujet de la tumeur mammaire. Ce n'était pas une collection liquide, un lipome, un méliceris: elle ne présentait ni fluctuation, ni molesse, il me fallait choisir entre les tumeurs concrètes, bénignes ou malignes.

Les tumeurs dures, bénignes des mamelles sont fibreuses. Les tumeurs fibreuses mammaires ont habituellement des bosselures qui demeurent indépendantes des tégumens. Elles ne font pas subir de transformation aux tissus normaux au milieu desquels elles se trouvent, mais les gênent mécaniquement à la manière des corps étrangers. Dans ce cas, j'ai plutôt des rides que des bosselures. La matière qui est exudée s'approprie la couche profonde des tégumens; je repousse en conséquence l'idée d'une tumeur fibreuse.

Ce n'est pas non plus un encéphaloïde. Le cancer encéphaloïde se développe plus rapidement que cette tumeur. En 7 à 8 mois il acquiert un grand volume. Lorsqu'il s'accole à la peau, il présente des bosselures plus ou moins injectées de sang.

Reste le squirrhe auquel les caractères de la tumeur mammaire de Mme Lias se rapportent. Quant aux deux tumeurs situées entre le sein et la clavicule, je présume que ce sont deux squirrhes secondaires provoqués par la diathèse cancéreuse.

Après avoir réfléchi pendant plusieurs jours si je devais opérer de semblables tumeurs, je me résous à les attaquer avec la pâte arsenicale. Le 5 août, vers les 7 heures du matin, j'excise légèrement l'épiderme qui couvre le squirrhe mammaire, et mets sur un aire de l'étendue d'une pièce de 5 francs une couche épaisse de pâte arsenicale Manec. Je n'emploie pas les pâtes qui renferment du sublimé corrosif, par ce que je ne les avais pas à cette époque inventées. Le premier jour le topique n'excita pas de fièvre; il détermina une inflammation légère de la peau, et par les points excités, l'écoulement d'une assez grande quantité de sérosité.

Le 6 août, à ma visite, qui a lieu à sept heures du matin, Mlle Lias, qui remplit les fonctions de garde-malade, me rapporte que sa mère, une heure avant mon arrivée, a plusieurs fois vomi. De mon côté je constate que le pouls est plus fréquent que la veille, et la peau plus chaude. La rougeur inflammatoire qui s'était manifestée autour de l'emplâtre est presque éteinte. Elle est remplacée par un cercle noirâtre qui m'indique que le squirrhe est en pleine voie de mortification. Les deux petits squirrhes secondaires me semblent avoir diminué de volume. N'observant aucun symptôme bien alarmant, je me retire satisfait du résultat obtenu dans un si court espace de temps.

7 août, 8 heures du matin. — A mon arrivée Mlle Lias me prévient que sa mère a encore vomi vers les 7 heures. Le pouls de la malade est plus fréquent que la veille, et la chaleur de sa peau plus forte. Mais si les symptômes généraux se sont aggravés, des modifications avantageuses se sont manifestées du côté des tumeurs du thorax. Le cercle noirâtre est descendu sur le squirrhe mammaire d'environ un centimètre vers sa base. L'inflammation locale a complètement disparu: les deux petites tumeurs secondaires sont presque entièrement effacées. — La délitescence de la rougeur inflammatoire du sein, la persistance des vomissements, l'augmentation de la fièvre, m'indiquaient que l'acide arsénieux passait dans le torrent de la grande circulation; néanmoins, à cause de la grande amélioration locale, je crois agir dans l'intérêt de la malade en laissant encore la pâte arsenicale appliquée.

8 août, 7 heures du matin. — On me raconte que Mme Lias a encore vomi avant mon arrivée. La fièvre est aussi plus forte que le 7 août. Comme pour les fièvres muqueuses du pays, la langue s'est couverte de couches épithéliales blanches, et le ventre s'est légèrement météorisé; la vessie urinaire ne s'est pas vidée. Le squirrhe du sein a été en grande partie mortifié; les deux tumeurs secondaires, résultat étonnant, si je m'étais assuré par le microscope qu'elles renfermaient des globules cancéreux, sont complètement résoutes.

Croyant que l'absorption lente mais continue de l'acide arsénieux est la cause de l'aggravation de la fièvre, je m'empresse de détacher la pâte arsenicale sous prétexte que je ne puis pas traiter simultanément la tumeur du sein et la fièvre qui est survenue. Je détermine sa chûte en 7 à 8 minutes sans provoquer de douleur, en l'imbibant d'huile d'olive; je prescris, comme régime, des tisanes délayantes, et après avoir vidé la vessie, je me retire.

9 août. — La fièvre est la même que la veille; les vomissements n'ont pas reparu. Je suis obligé de vider la vessie. Aux prescriptions de la veille j'ajoute les lavements afin de vider les intestins. Je n'administre pas de laxatif dans la crainte d'augmenter la faiblesse de la malade.

20 août. — La fièvre a suivi son cours sans présenter de symptômes bien alarmants. Néanmoins le 20 août, à une époque où la fièvre muqueuse aurait dû décliner, les poumons de Mme Lias s'engouent. Cet engouement amène la gêne de la respiration et la mort dans l'espace de 8 heures.

Troisième observation. — Poucharamet, vieillard robuste, âgé de 72 ans, est conduit, en septembre 1865, à l'Isle-Jourdain pour que je l'opère d'un cancer local situé sur le visage à 3 centimètres du trait labio nasal droit. Cette tumeur dépourvue de peau, et à aspect lardacé, couvre un espace de la grandeur d'une pièce de 1 franc: Elle est limitée à sa partie inférieure par une plaie de la joue au centre de laquelle on voit une veine variqueuse. Le 13 septembre je couvre le cancer de pâte arsenicale Manec, que je fixe avec de la toile d'araignée. La plaie qui lui fait suite est revêtue de charpie dans le but d'absorber le serum que l'acide arsénieux va bientôt faire excréter au tissu morbide.

A midi je reviens chez l'étranger, je remplace la charpie mouillée de la plaie par de la sèche, et permets à Poucharamet, qui n'a pas de fièvre, de prendre des aliments selon son habitude.

Vers les six heures, étant revenu chez Poucharamet pour la troisième fois dans le même jour, je le trouve oscillant comme un homme ivre. Je cours à lui pour lui servir d'appui mais avant de l'atteindre il témoigne par un cri et un geste qu'il ressent un grand malaise vers le creux épigastrique, et tombe à terre sans pouls, et sans connaissance comme s'il eût été foudroyé. Je m'empresse de détacher la pâte arsenicale du cancer, ainsi que la charpie mouillée; puis, pour stimuler la sensibilité et suspendre l'absorption de l'acide arsénieux, je lave vivement tout le visage avec du vin généreux. Après une demi-minute d'ablutions, l'intelligence et le pouls se raniment; néanmoins la chaleur du corps, qui a considérablement baissé par l'effet de la syncope, ne se ravive pas. Voulant la rappeler avant de me retirer, je fais mettre Poucharamet dans un lit bien chaud, et lui administre un demi-verre de vin rouge. Sous l'influence d'un tel traitement, le pouls et la chaleur vitale reprennent leurs caractères normaux dans l'espace d'une heure.

Le 14 septembre, à huit heures du matin, je vais chez Poucharamet apprécier les effets de mon application arsenicale de la veille. L'état général, qui était excellent avant mon opération, est redevenu physiologique, et reste tel jusqu'à la guérison de l'affection du visage. Les divers tissus qui composent la plaie sous jacente au cancer ont acquis une teinte violette par la stase du sang dans les réseaux vasculaires empoisonnés. Le tissu cancéreux auquel adhère encore une quantité fort minime de pâte arsenicale a pris une teinte noire. Je saupoudre de kina toutes les parties mortes. En 50 jours elles tombent, et la cicatrisation de la figure s'opère.

Quatrième observation. — Til, vieillard de 68 ans, d'une santé débile, est affecté d'un cancer local composé de grandes cellules épidermiques mêlées à des cellules beaucoup plus petites provenant de globules de sang exudés et décolorés. Ce produit, qui a le volume d'un œuf de pigeon, couvre la plus grande partie du nez. Des vaisseaux filiformes remplis d'un sang très-rutilant partent de sa circonférence et vont se distribuer à la peau environnante. Les chirurgiens que Til a consultés se sont refusés à l'opération dans la croyance qu'il fallait couper tout le nez pour enlever la tumeur.

Le 1er février 1866, j'excise, à sept heures du matin, la plus grande partie de la tumeur de Til, et mets en entier sur sa base deux grammes de la poudre qui suit, transformée en pâte:

Acide arsénieux porphyrisé........ 1 partie.
Éponge calcinée................... 3 parties.
Sulfure rouge de mercure............ 6 parties.

La surface que le remède couvre égale la superficie d'une pièce de cuivre de dix centimes.

Mercredi, 2 février, 8 heures du matin. — La pâte arsenicale n'a pas excité de douleurs, et le plus léger vestige d'inflammation. Estimant qu'elle n'avait pas agi, je la couvre de compresses mouillées pour stimuler son activité. A onze heures du matin, le topique paraissant encore inerte, je le détache et vois que la plaie sur laquelle il était apposé a perdu sa teinte blanche lardacée, et est devenue d'un noir satiné, tandis que la peau des alentours a acquis une couleur violacée. Je me disposais à recouvrir d'amadou la base de ce cancer mortifié dans un laps de temps si court, lorsque le sujet accuse subitement un malaise inexprimable qu'il rapporte au creux épigastrique. Le cœur et le pouls que j'examine ne battent pas; je veux faire boire du vin pour le ranimer, mais avant qu'on ne l'ait apporté, le patient qui était assis devant une fenêtre, tombe à terre comme s'il eût été frappé de la foudre, Après 7 à 8 secondes l'intelligence et les pulsations artérielles renaissent. Til se redresse sur ses pieds accusant la privation d'aliments à laquelle il s'était volontairement soumis dans les dernières 24 heures d'être la cause de la syncope qui venait de se manifester. Pour ma part, instruit par l'expérience qu'elle devait être rapportée à la résorption de l'acide arsénieux, je me serais bien gardé de renouveler chez cet homme les applications de pâte arsenicale, si le cancer les eût encore réclamées.

Samedi, 3 février. — Til a de la fièvre; sa langue est recouverte de couches épithéliales blanches. La fille de cet homme, qui remplit les fonctions de garde-malade, me rapporte que la fièvre a été très-forte pendant la nuit. Je promets d'assister au prochain rehaussement. En effet, vers deux heures de la nuit qui précède le vendredi, le redoublement reparaît. Le pouls est très-fréquent, petit, irrégulier, la peau chaude, l'intelligence affaiblie. J'administre immédiatement 40 centigrammes de sulfate de quinine mêlés à de la gelée de coing.

Vendredi, 4 février, 7 heures du matin. — La fièvre est bien moins forte que dans la nuit. Je prescris 80 centigrammes de sulfate de quinine dissous dans un hectogramme d'eau distillée par l'intermédiaire de l'acide tartrique. Cette potion est donnée en trois fois dans le jour.

Samedi, 5 février, 3 heures de la nuit. — La fièvre rehausse encore, mais moins que la nuit précédente. J'administre un gramme de sulfate de quinine dissous dans 60 grammes d'eau. Le malade après avoir pris cette dernière potion par cuillerées à soupe toutes les heures n'a plus de redoublement. Néanmoins la fièvre continue, persiste pendant trois septenaires. Elle se complique d'un léger météorisme du ventre et de l'excrétion sur la langue de pellicules épithéliales blanches analogues à celles qui apparaissent dans les fièvres muqueuses du pays.

Pendant que la fièvre rémittente puis continue parcourait ses périodes, il se produisit sous les racines du cancer une sécrétion de pus qui se déssécha, et forma une croûte de 3 centimètres d'épaisseur avant de tomber, le 30 avril.

Le 1er mai 1866, Til est guéri de sa fièvre et de son cancer épithélihéme. Les vaisseaux capillaires remplis de sang vermeil qui rayonnaient autour de sa tumeur ont disparu. Le nez, resté entier présente au niveau des os nasaux une très-forte dépression.

Des nombreuses observations rapportées dans cet écrit, je conclus que l'acide arsénieux produit des effets variables. Déposé pur ou à l'état de mélange à la surface d'une tumeur, il la stimule d'abord, puis cautérise ses couches superficielles en les noircissant, tandis qu'il empoisonne ses couches profondes sans y déterminer d'autre changement visible pour l'œil que la stase du sang dans les résaux vasculaires.

Qand il passe dans le torrent de la grande circulation, il est rationnel de penser jusqu'à démonstration contraire par des analyses, qu'il se change, à cause de l'alcalinité du liquide sanguin, en arsénite (1). Sous cette nouvelle forme, et à dose trop forte, il asthénise le cœur ou les artères. On voit alors apparaître, suivant la partie de l'arbre circulatoire lésée, des syncopes, ou des fièvres continues et rémittentes.

Les qualités excitante, escharotique et vénéneuse de l'acide arsénieux, que je crois avoir rendues très-évidentes par mes applications externes, font comprendre son mode d'agir lorsqu'il est administré par la bouche. Donné à petite dose, pour qu'il ne cautérise pas, son action topique est stimulante. Absorbé, il devient sédatif, puisqu'il diminue par sa propriété vénéneuse la vitalité des tissus qu'il traverse.

Les effets topiques des composés arsenicaux autres que l'acide arsénieux ont été fort peu étudiés, et leurs vertus sont encore très-mal définies.

Si je fais l'inspection des principaux sels adoptés en médecine, je dirai que je n'ai pas trouvé dans les auteurs que les arsénites de potasse et de soude, qui ne cristallisent pas, aient été jamais employés sur des tumeurs à l'état concentré. Ces sels étant alcalins, je ne peux pas leur attribuer, comme le font Trousseau et Pidoux, les qualités irritante et caustique de l'acide arsénieux. Autant faudrait-il prétendre que le nitrate de potasse et le sulfate de soude

(1) L'acide arsénieux est insoluble dans le sérum du sang.

sont les équivalents de l'acide nitrique et sulfurique. A quelle dose sont-ils vénéneux ou asthénisants? Appelé chez une dame demi-heure après qu'elle eut pris en une fois trois grammes de liqueur de Fowler (six centigrammes d'arsénite de potasse), que lui avait livrés un pharmacien, je la trouvai en proie à des frissons et elle rejetait des mucosités sanglantes. J'enrayai ces accidents en la purgeant avec 40 grammes de magnésie calcinés, délayés dans trois cents grammes d'eau. La prédominance dans le sang de la soude sur les autres alcalis rend probable que c'est surtout comme arsénite de soude qu'agit l'acide arsénieux lorsqu'il pénètre dans l'arbre circulatoire.

L'iodure d'arsenic que plusieurs médecins vantent, n'est pas une composition stable. Son iode décompose avec facilité l'humidité de l'air ambiant, s'empare de l'hydrogène, et se volatilise sous forme d'acide iodhydrique, tandis que l'oxigène de l'eau se fixe sur l'arsenic et le change en acide arsénieux. En conséquence, quand on prescrit de l'iodure d'arsenic, on ne sait pas, en raison de l'acide arsénieux qu'il contient presque toujours, quels sont les effets qui doivent lui être attribués comme iodure.

L'orpiment qui fait la base des pâtes épilatoires est encore très-souvent un mélange d'acide arsénieux et de sulfure jaune insoluble. Quand on l'ordonne, on ignore par lequel des deux composés il agit.

J'ai pu me procurer du sulfure rouge d'arsenic pur, sous forme de minerai; il ne m'a pas paru jouir de propriétés stimulante et caustique. Insoluble dans l'eau froide, je l'ai mis à la dose d'un demi-grain sur une plaie dont j'étais affecté. Après un long contact il en a réprimé les bourgeons charnus en abaissant leur vitalité.

L'arséniate neutre de soude, contrairement à l'opinion émise par MM. Trousseau et Pidoux (voir *Thérap.* de ces auteurs., lav. de 5 centigrammes d'arséniate de soude dans 200 grammes d'eau distillée contre les vers intestinaux), ne m'a pas semblé posséder des qualités irritante et caustique. J'ai cherché à le prouver en faisant séjourner dans ma bouche pendant quatre minutes une cuillerée à soupe d'eau distillée dans laquelle j'avais dissous 15 centigrammes de ce sel. Ma muqueuse buccale n'a ressenti d'un tel contact qu'une légère saveur styptique. Cet essai me paraissant insuffisant, j'ai fondu 5 centigrammes d'arséniate de soude dans 20 grammes d'eau. J'ai pris le tiers de cette solution dans une tasse de chocolat à six heures du matin, le second tiers dans le potage à midi, et à mon souper du soir, qui a lieu à neuf heures, le troisième tiers. Je n'ai ressenti de cette triple administration aucun malaise, tandis qu'avec un demi-grain d'acide arsénieux donné dans un jour, je fais naître chez les personnes qui ont une constitution délicate comme la mienne, divers troubles tels que coliques, frissons, vomissements.

Voulant savoir si l'arséniate de soude ne possédait pas à l'état concentré une propriété excitante, je l'ai mis pendant plusieurs jours consécutifs à la dose de deux centigrammes sur une plaie que je m'étais pratiquée. Je m'efforçais de le tenir fixé en le couvrant d'une rondelle de papier soie, puis d'une plaque de sparadrap. Après dix minutes de contact il s'est fondu dans la sérosité que lui a fournie ma coupure, et s'est écoulé sous l'appareil sans avoir provoqué le plus léger effet irritant. J'ai alors associé l'arséniate dans la proportion de 1 gramme avec 9 grammes d'amidon de riz, et l'expérimente sur cette nouvelle forme dans le fait qui suit.

Observation. — La femme Pierras, agée de 45 ans, maître-valette chez Mr Daubine (Monferran), vient, le 6 août 1874, me prier de lui exciser le bout du nez à cause d'un ulcère qui en a rongé la peau et a résisté pendant un an à plusieurs remèdes. J'étends sur ce mal 30 centigrammes de ma nouvelle poudre. En 8 jours l'arséniate de soude retenu par l'amidon et un couvercle de toile d'araignée ramollit la partie ulcérée sans exciter d'inflammation. Les tissus ramollis furent éliminés par du pus, et la cicatrisation s'opéra en 40 jours. De cette expérience j'ai conclu que l'arséniate de soude était bien moins actif que l'acide arsénieux, et que dans les mélanges, où il n'entre que dans la proportion d'un dixième, il ne possède qu'une propriété légèrement vénéneuse.

Savon arsénique. — En octobre 1876 j'ai essayé de dissoudre à froid l'arséniate de soude dans les corps gras. N'ayant pas pu y réussir je l'ai chauffé dans une coupelle de porcelaine à la dose de 1 gramme, avec 30 gouttes d'huile de lin. L'arséniate s'est d'abord fondu, puis s'est transformé en une mousse blanche qui a fini par produire avec l'huile une pâte homogène roussâtre. L'huile, combinée avec l'arséniate de soude, est un vrai savon arsénique. Je démontre dans ces solutions aqueuses l'existence de l'acide arsénique par un cristal de nitrate d'argent qui devient à son contact de l'arséniate rouge d'argent. J'y dévoile la présence d'une faible quantité d'acide margarique et oléique par deux gouttes d'eau de chaux qui précipitent quelques grumaux blancs dans lesquels entrent ces acides. Enfin je manifeste la soude par la propriété alcaline de la liqueur qui ramène au bleu le papier de tournesol rougi par du vin.

Un gramme d'arséniate de soude combiné sur le feu avec 30 gouttes d'huile de lin a pesé, après avoir été réduit par l'effet du temps en consistance épaisse, 1 gramme 3 décigrammes. Ce savon ne flue pas comme celui qui est préparé avec l'huile d'olive. Il se moule admirablement sur les plaies; je ne tarderai pas étudier son action sur les tumeurs malignes, en procédant avec la prudence qu'exigent les composés arsenicaux.

FIN DU SECOND MÉMOIRE.

TROISIÈME MÉMOIRE

NOUVELLES APPLICATIONS THÉRAPEUTIQUES DU SUBLIMÉ CORROSIF — DÉCOUVERTE DE CINQ NOUVEAUX COMPOSÉS DE MERCURE — DE LEUR TRÈS-GRANDE EFFICACITÉ CONTRE LA SYPHILIS ET LES MALADIES CUTANÉES.

CHAPITRE PREMIER

Moyen d'obtenir la poudre impalpable de sublimé corrosif. — Son degré de solubilité dans l'eau, l'alcool, l'éther, l'huile d'olives. — Ses réactifs. — Procédé expéditif avec lequel je la différencie du proto-chlorure de mercure. — Emploi de la poudre de sublimé pour établir des vésicatoires et de grandes cautérisations dérivatives. — Observations. — Doses que j'emploie en une application sur les tumeurs. — Effets divers de ce caustique, suivant les tissus qu'il mortifie.

Dans ce troisième mémoire je complète l'exposé de mes patientes recherches sur le sublimé corrosif. Comme pour l'acide arsenieux j'étaye les diverses propriétés que j'ai reconnues à ce remède sur des expériences consciencieusement recueillies.

Le sublimé corrosif (syn. bichlorure de mercure, deuto-chlorure de mercure, chlorure mercurique) se présente quand il est obtenu par sublimation sous forme d'une masse demi-transparente, inodore, six fois et demie plus pesante que l'eau. Elle se compose de fines aiguilles très-âcres et très-caustiques.

J'obtiens la poudre impalpable de sublimé corrosif en lui faisant traverser un tamis à mailles très-fines que j'ai fait adapter à une petite boite de bois. Un gramme de cette poudre se fond à la température de vingt-quatre degrés centigrades dans seize grammes d'eau distillée, trois grammes d'alcool et d'éther, et dans l'huile d'olives.

L'azotate d'argent récèle le sublimé dans l'eau de lavage du calomel, par un précipité blanc de chlorure d'argent; la potasse, la soude, la chaux, par un précipité jaune d'hydrate de bioxide de mercure; l'ammoniaque par un précipité blanc de bichlorure de mercure et d'ammoniaque; l'iodure de potassium par un précipité rouge de biodure de mercure. Un moyen plus expéditif que les précédents pour dévoiler le deuto-chlorure d'hydrargire consiste à le frotter à sec sur une lame de bistouri bien polie. Si la poudre est constituée par du bichlorure, ce sel noircit l'acier et le couvre de goutelettes de mercure. Le même essai fait avec le proto-chlorure de mercure ne fait pas perdre à la lame d'acier son aspect brillant.

Le bichlorure de mercure est un caustique non hygrométrique; je l'ai classé, à cause de la réaction inflammatoire qu'il excite en cautérisant, parmi les caustiques stimulants. Ce n'est pas en petits trochisques de quinze centigrammes comme les indique le Codex, ou en grandes flèches que j'emploie habituellement ce remède, mais en poudre très-fine. Aussi est-ce l'action de la poudre impalpable que je vais faire connaître.

Action vésicante et caustique de la poudre de sublimé corrosif mêlée aux corps gras. — Plusieurs essais m'ayant appris que la poudre sèche de sublimé ne produisait pas d'effet sensible sur la peau protégée de son épiderme, j'ai continué à l'expérimenter en imbibant de graisse ou d'huile la compresse sur laquelle je l'étendais. J'ai alors promptement reconnu qu'elle acquérait d'abord des propriétés vésicantes, puis caustiques que j'utilise fréquemment pour appliquer des vésicatoires et de grandes cautérisations dérivatives.

Pour établir un vésicatoire au bras ou à la jambe avec du sublimé, j'humecte d'huile une rondelle de toile fine puis, saupoudrant une de ses faces de poudre impalpable de deuto-chlorure de mercure, je la fixe sur le lieu où je désire produire la vésication. Cet appareil commence à faire sentir des douleurs chez l'adulte et le vieillard, dont la sensibilité est normale quatre heures après son application. C'est le moment de le détacher quand on ne veut provoquer qu'une action épipastique (1). Si l'on examine l'effet qu'il a déterminé on trouve que la lame d'épiderme que le bichlorure a touchée a été pénétrée de ce sel dans toute son épaisseur et présente en conséquence une teinte blanche, tandis que les tégumens environnants

(1) Chez quelques malades à sensibilité organique et cérébrale affaiblies, l'emplâtre au sublimé doit rester vingt-quatre heures en place pour produire l'effet vésicant.

sont tuméfiés, rouges, chauds et légèrement douloureux à la pression. L'épiderme blanchi continue à agir comme un vésicatoire et forme, en une douzaine d'heures, une ampoule blanche remplie d'une sérosité lactescente ou jaune purulente. Parmi les nombreux vésicatoires que j'ai mis au bras par cette méthode je mentionne une observation.

OBSERVATION. — Le 5 décembre j'applique au bras gauche de la femme Lournac, âgée de 40 ans, pour combattre une congestion cérébrale, une grande rondelle de toile fine trempée dans l'huile et fortement saupoudrée de sublimé sur la face qui est en rapport avec la peau. Je la maintiens fixée par une double compresse de papier soie et des tours de bande. Je recommande à la famille de remplacer la rondelle, aussitôt qu'elle provoquera de la douleur, par une feuille de lierre.

Le 6 décembre on vient me dire que mon appareil a été supporté quatre heures et a déterminé sur la peau qui lui était subjacente une grande ampoule pleine de sérosité blanche. Le 12 décembre je vais visiter la femme Tournier; je remarque que son bras sécrète beaucoup de pus et que sa tête se congestionne moins.

Cautérisations. — J'établis de larges cautérisations dérivatives en maintenant sur la peau les rondelles qui précèdent un peu plus de temps que pour les vésicatoires. Si la maladie a laissé au malade son intelligence il doit souffrir une heure au moins avant de lever l'appareil. La peau acquiert, comme signe de l'action caustique du remède, une couleur cendrée due à l'effet du sublimé sur les réseaux sanguins sous-dermiques. Voici deux observations :

PREMIÈRE OBSERVATION. — Dans la nuit du 31 octobre 1876 le nommé Uferte, âgé de 76 ans, est pris subitement d'une grande difficulté de parler. Appelé, je trouve son pouls ample, régulier, la chaleur de la peau normale et les facultés intellectuelles très-affaiblies. Je diagnostique avec son parent, M. Martres, qui est à la veille de subir son examen de doctorat, une congestion cérébrale et pratique une forte saignée. L'émission sanguine déternine de l'amélioration momentanée. Le 2 novembre l'intelligence du sujet s'évanouit de nouveau; il perd le sentiment des besoins auxquels il doit satisfaire; ses paroles deviennent incohérentes. Mandé, je dis au jeune médecin que je vais user, pour dégorger le cerveau, d'un remède héroïque qu'il n'a pas vu employer dans les hôpitaux de Paris.

Ayant fait raser la partie postérieure de la tête comprise entre les deux oreilles, j'applique à ce niveau une compresse ovale de douze centimètres de long sur un décimètre de large, que j'ai enduite sur une de ses faces de graisse mêlée à une très-forte proportion de sublimé corrosif en poudre impalpable. La compresse, à son tour, est couverte d'une feuille de papier soie et le tout est maintenu fixé par une bande qui fait le tour de la tête et des bandelettes de sparadrap qui n'exercent aucune compression sur les carotides. Je laissai mon emplâtre appliqué six heures; au bout de ce terme toute la peau qui avait subi son contact présentait une couleur cendrée, marque de sa cautérisation. L'eschare suscitait déjà dans son voisinage une vive réaction inflammatoire; la puissante dérivation amenée par une telle médication avait réveillé le sentiment de certaines fonctions, et à la très-grande satisfaction de sa famille, Uferte demandait le vase à propos. Ses facultés intellectuelles restaient pourtant encore très-affaiblies, ce qui portait mon jeune confrère à croire à un ramollissement des circonvolutions antérieures du cerveau.

Le 3 novembre la surface cautérisée commence à sécréter plus de pus que n'en eussent fournis quarante cautères établis avec la pâte de Vienne. Cette abondante suppuration persiste vingt jours sans l'emploi d'aucune pommade. Pendant ce laps de temps les impressions du malade redeviennent justes, il exprime ses idées par des mots appropriés; le 21 novembre il entre franchement en convalescence. Outre l'emploi du sublimé qui s'adressait au cerveau j'ai prescrit deux fois, dans le cours de la maladie, quarante-cinq grammes d'huile de ricin à cause d'un état saburral de la langue. Ai-je guéri un embarras gastrique compliqué d'accidents cérébraux, ou bien un ramollissement du cerveau?

Deuxième Observation. — Lovère, âgé de 59 ans, domicilié à la métairie du Vésin (Auradè), est pris, le 1er juillet 1876, après son repas de midi, d'hémorrhagie cérébrale qui paralyse la motilité et la sensibilité dans la moitié gauche de son corps. Appelé cinq heures après l'accident, j'applique quinze fortes sangsues derrière l'apophyse mastoïde droite. Le second jour je prescris trente grammes d'huile de ricin pour vider le ventre. Le cinquième jour la famille me prévient que toutes les fois qu'on remue Lovère il tombe dans un coma profond; son pouls devient filiforme, ses mains et ses pieds froids. J'administre contre ces accidents, pendant deux jours consécutifs, un gramme de sulfate de quinine en solution; ce remède échoue. J'applique alors derrière la tête et le cou, comme dans le cas précédent, un grand emplâtre de sublimé qui sera laissé six heures en place. Le lendemain, 9 juillet, je vois derrière le cou une eschare de teinte cendrée ayant la dimension exacte de la compresse appliquée. Malgré sa vertu extrêmement stimulante les tissus qui l'avoisinent ne présentent aucun vestige d'inflammation; ce manque absolu d'activité inflammatoire me fait comprendre que les phénomènes réflexes observés du côté du cerveau et du cœur dépendent d'une grande faiblesse. Je fais donner toutes les trois heures à Puyloubet une forte prise de tapioca dans du bon bouillon et deux cuillerées à soupe de vin pur.

Le 10 juillet je remarque un commencement d'inflammation autour de l'eschare, le coma se manifeste plus rarement; il ne s'accompagne plus de faiblesse du pouls et de refroidissement, j'augmente la nourriture et la dose du vin. A partir de ce moment le trouble encéphalique cesse à son tour et la grande eschare au sublimé détermine pendant un mois, sans le secours de pommades, une abondante suppuration. Au quatorzième jour de sa maladie Puyloubet recouvre la sensibilité dans sa jambe gauche; au vingt huitième jour il la meut par l'effet de sa volonté; au bras il ne recupère que le sentiment.

Les douleurs vives que les grandes cautérisations au deutochlorure excitent, me les fait réserver pour les cas où la sensibilité des malades est affaiblie ou abolie.

C'est en composant des pommades avec la poudre de sublimé que j'ai découvert la très-importante propriété qu'ont les corps gras de dissoudre une forte proportion de ce sel en le privant de ses qualités irritante et caustique, et en ne lui laissant que les vertus résolutive et altérante. Je ferai connaître, dans un article ultérieur, les solutions huileuses de bichlorure de mercure.

Emploi de la poudre de sublimé contre les tumeurs. — J'ai d'abord fait usage, à la manière des médecins qui m'ont précédé, contre des tumeurs de nature diverse, de faibles doses de chlorure mercurique. Ayant reconnu par l'analyse des eschares qu'il ne pouvait pas passer dans le sang à l'état de sublimé corrosif, mais sous forme de bi et de sesqui-chlorure de mercure et de matière organique, composés moins vénéneux, je me suis élevé en une application aux doses de 2, 3, 4 et 5 grammes, et, dans quelques cas, à des quantités beaucoup plus grandes. Ce sont principalement les tumeurs cancéreuses et cellulo-veineuses qui tolèrent le mieux les fortes doses du caustique en raison de leur nature albumineuse et du petit nombre de nerfs sensitifs qui les parcourt.

Les actes de vitalité que la nappe de deuto-chlorure met en jeu diffèrentsuivant l'espèce de tissu qu'elle mortifie.

Elle ne donne naissance à tous les phénomènes qui caractérisent une inflammation plegmoneuse intense, douleur comparable à un charbon ardent, rougeur, chaleur, tuméfaction et formation de pus, que lorsqu'on l'applique sur des tissus de bonne nature ou dans leur voisinage. C'est pour n'avoir expérimenté qu'un ou deux caustiques sur des tumeurs dont ils ne spécifiaient pas suffisamment la qualité que des auteurs de réputation émettent les idées les plus contradictoires sur le même agent. Ainsi, pour ne mentionner que les mélanges de potasse et de chaux et le chlorure de zinc que les médecins emploient fréquemment, MM. Piédoux et Trousseau ont imprimé, dans la troisième édition de leur thérapeutique, que la pâte de Canquoin occasionne de si atroces douleurs que les malades les plus courageux ne peuvent pas se résoudre à se laisser faire une seconde application. Ils estiment que le chlorure de zinc ne peut remplir aucune indication spéciale que la pâte de Vienne ne remplisse avec plus de certitude et de facilité. M. Devergie, ancien médecin de l'hôpital Saint-Louis, certifie de son côté, dans l'*Abeille médicale* du 1er avril 1872, que le chlorure de zinc est un des caustiques les moins douloureux, que bien manié il se plie à toutes les exigences et doit être préféré aux autres caustiques, même aux préparations solides de potasse et de chaux qu'a proposées M. Filhos. Ces sentiments opposés, vrais pour quelques cas chirurgicaux, sont de bien grandes erreurs si on les généralise à tous. Je préciserai dans mon quatrième mémoire les tissus auxquels la potasse, la soude, la lithine, la chaux, la strontiane conviennent. Je me bornerai, pour le moment, à dire que les alcalis ne donnent pas de bons résultats quand on les dirige contre les cancers locaux et géneraux, tandis que le sublimé corrosif, le chlorure de zinc, le chlorure d'antimoine en donnent parfois d'excellents. Ces trois agents, par leur grande affinité pour les substances albumineuses, offrent la plus grande analogie d'action. Mais revenons au bichlorure qui fait l'objet principal de ce travail.

Remarquables effets de la poudre de sublimé sur le sang. — Voulant savoir comment la poudre de sublime corrosif se comporte par rapport au sang qui circule dans les tumeurs, j'ai fait les expériences qui suivent :

J'ai répandu sur le sang d'un poulet, aussitôt qu'il a été figé dans une assiette, une solution composée de un gramme de sublimé corrosif et 30 grammes d'eau distillée. Au bout de vingt-quatre heures j'ai examiné, à un grossissement de deux cents diamètres, les combinaisons obtenues; je n'y ai trouvé comme corps figuré que des atomes.

J'ai mis sur un second caillot de poulet un gramme de sublimé en poudre fine. En quelques heures le sérum s'est échappé du coagulum sans être modifié. Les globules qui formaient presque toute la masse de l'insula ont pris une teinte noir au contact du caustique pulvérulent sans perdre leur volume et leurs configurations. Plus tard, en se desséchant, ils se sont rapetissés sans se confondre. Mis dans l'eau distillée, après plusieurs mois de conservation, ils ont repris leur forme ovalaire, leurs noyaux se sont reconstitués, de sorte que plusieurs médecins, en les examinant au microscope, ont reconnu qu'ils avaient appartenu au sang d'un poulet.

Ces données acquises, j'ai compris : 1° que le sérum lactescent ou transparent que laissent filtrer les tumeurs que je détruis par la poudre de sublimé provient de leurs artères ou de leurs veines; 2° que les zones noires que je remarquais dans les eschares correspondaient à l'emplacement de vaisseaux sanguins gorgés de sang. Ayant examiné au microscope ces zones après plusieurs années de conservation, je les ai trouvées formées de globules momifiés auxquels le séjour dans l'eau rend les dimensions et les contours primitifs.

CHAPITRE II

Destruction par la poudre de sublimé d'une chéloïde cicatricielle, d'un fibrôme enkysté, d'une tumeur fibro-périostique, d'un fongus celluloveineux, d'un odème charbonneux, d'une forte tumeur cancéreuse d'espèce indéterminée.

Tumeurs fibreuses. — J'applique aux tumeurs fibreuses des traitements variables. Dans l'épaisseur de la peau, dans les bourses séreuses sous-cutanées où le tissu fibreux, compose parfois des fibrômes gênants de volume médiocre qu'il serait périlleux de couper, le meilleur moyen de les opérer sans accident m'a paru être de les saupoudrer de sublimé corrosif. Voici des observations :

Chéloïde cicatricielle ou hypertrophie du tissu cicatriciel. — Ségoufielle, cultivateur, âgé de trente ans, est sujet aux éruptions furonculeuses. Un gros furoncle qu'il n'a pas soigné, situé derrière l'oreille, a donné naissance dans l'épaisseur du derme à une tumeur chéloïde ou hypertrophie du tissu cicatriciel du volume d'une petite noix qui devient le siége d'une douleur toutes les fois qu'elle subit une compression.

Le 1er avril 1870, j'applique sur la peau qui la tapisse de la pâte de Vienne, et quand elle a produit son effet caustique, je renvoie le sujet dans son village en lui recommandant de revenir en huit jours.

Le 9 avril, je revois Ségoufielle; je remarque que le mélange de potasse et de chaux n'a fait qu'une eschare mince que je détache avec le bistouri. J'étale sur le tissu inodulaire, mis à découvert, une couche épaisse de poudre de sublimé que je maintiens en place avec de petits morceaux d'amadou et des bandelettes de sparadrap.

Le 15 avril, Ségoufielle vient pour la troisième fois se montrer. Il me raconte que mon dernier remède a provoqué pendant vingt-quatre heures de vives douleurs et une grande fluxion; au troisième jour, du pus a commencé à décoller sa tumeur. Au huitième jour, je complète sa chute en coupant avec des ciseaux les quelques tractus qui la relient encore aux parties sous-jacentes. La plaie qu'elle laisse au cou guérit en trois septenaires.

Deuxième Observation. — *Tumeur fibreuse développée dans la bourse séreuse qui s'étale sur l'apophyse styloïde du cubitus.* — Véronique, couturière, âgée de vingt-quatre ans, avait à l'âge de dix ans, sur la face dorsale de l'articulation radio-carpienne de la main droite, un ganglion du volume d'une petite châtaigne. Ce kyste, par l'effet de nombreuses tentatives d'écrasement, s'est transformé en un corps solide, dur, de nature fibreuse. Le 15 août 1866, je couvre sa partie culminante, qui est légèrement ulcérée, de poudre de sublimé. En vingt-cinq heures le topique corrode sans douleur le tiers supérieur de la tumeur. Le 17 août, je coupe l'eschare et étends sous la partie sous-jacente un gramme de sublimé. Cette seconde application caustique mortifie le tiers moyen du fibrôme. L'eschare, en s'approchant de l'articulation radio-carpienne, provoque un gonflement considérable de la main et de l'avant-bras, que j'aurais évité en ayant recours à une plus faible dose de remède, ou mieux en ne renouvelant pas son apposition qui n'était pas nécessaire pour amener la guérison.

La suppuration qui se manifesta au voisinage de la partie mortifiée fit tomber la base du fibrôme en huit jours. Les ligaments de l'articulation radio-carpienne mis à découvert par cette chute se revêtirent en vingt-cinq jours d'une cicatrice au niveau de laquelle n'a plus reparu de tumeur fibreuse ni de bourse séreuse.

Troisième Observation. — *Tumeur fibro-périostique de l'index de la main droite.* — La femme Casset, âgée de soixante ans, domiciliée du hameau d'Empevaccé, fit, le 17 novembre 1868, une chute sur sa main droite. A la suite de cet accident, il se forma sur la partie dorsale de la seconde phalange de l'index une tumeur dure, lisse, qui a fini par envelopper tout le doigt et à lui donner le volume d'un gros marron d'Inde. Elle n'est pas opérable par le bistouri, parce qu'elle adhère aux os. Les tendons fléchisseur et extenseur de l'index, enfoncés dans sa masse, ont cessé depuis longtemps de fléchir et de redresser les phalanges. Le lieu de départ de cette tumeur et la facilité avec laquelle je la réduis en pus me firent présumer qu'elle était de nature périostique.

Le 1er juillet 1869, j'excise la peau qui revêt la face palmaire du fibrôme, et le saupoudre avec environ trois grammes de sublimé. Ce remède excite pendant les trente-six heures qu'il cautérise une vive douleur; le pus dont il détermine la sécrétion fait fondre en vingt jours le tissu morbide jusqu'à la face antérieure des phalanges.

Le 21 juillet, j'attaque comme précédemment la moitié de la tumeur qui correspond à la face dorsale du doigt. Cette seconde application caustique complète en trois septenaires la fonte de tout le tissu fibreux. L'index, ramené à son volume normal, finit de se cicatriser le 25 août. Il ne présente à cette époque d'autre vice de conformation qu'une ankylose à sa troisième articulation. La tumeur n'avait pas repullulé en 1876.

Quatrième Observation. — *Tumeur fongoïde composée de tissu cellulaire et de veines.* — La tumeur qui est l'objet de cette observation semblait être uniquement composée de tissu cellulaire et de veines. Elle avait le volume d'un œuf de poule et siégeait à la région mammaire gauche chez une femme de quarante ans. Son pédicule, de trois centimètres de diamètre, se continuait avec les tissus sous-cutanés. Elle reconnaissait pour cause un frottement violent de la poitrine contre une corde fortement tendue. Les épaisses compresses dont on la revêtait étaient insuffisantes pour absorber la grande quantité de sérum qu'elle excédait.

Le 4 septembre 1862 j'ai mis sur toute cette fongosité une nappe épaisse de poudre de sublimé corrosif que je ne pesai pas. Ce caustique amena l'excrétion d'une grande quantité de lymphe. Il mortifia la tumeur dans toute son épaisseur en vingt-quatre heures. L'eschare était molle et noire ; il ne se manifesta pas de douleur, indice que le fongus était dénué de nerfs sensitifs.

Cinquième Observation. — *Œdème charbonneux.* — La pustule maligne, le charbon, l'œdème charbonneux, sont des affections très-rares dans mes parages. En vingt-sept ans, je n'ai observé que deux fois cette dernière maladie. Dans le premier fait, le malade mourut quelques minutes après mon arrivée à son domicile. Dans le second, le sujet était dans l'état le plus grave ; je lui conservai la vie par le traitement qui suit :

Dupont, cultivateur, âgé de trente-trois ans, domicilié d'Engarot (Montferrand), racla, le 1er septembre, son visage avec une épingle qui était demeurée longtemps implantée dans une peau que lui avait légué son beau-père, boucher à l'Isle-Jourdain. Les parties que labourèrent l'épingle ne tardèrent pas à se tuméfier, et le sujet tomba dans une faiblesse extrême. Appelé le 4 septembre, trois jours après le début de la maladie, je constatai que toute la joue droite comprise entre la tempe, l'œil et le trait labio-nasal, présente un gonflement citroné très-dur, au niveau duquel la sensibilité est très-engourdie.

L'appareil symptomatique interne était en rapport avec l'externe.

Le pouls était filiforme, la voix éteinte, les forces anéanties. Je diagnostiquai cette variété de maladie charbonneuse que M. Bourgeois, dans la Beauce, désigne du nom d'*Œdème charbonneux*. Cet œdème est caractérisé par une induration très-pâle des tissus, sans aucune trace de bouton noirâtre.

En présence de symptômes aussi graves, et n'ayant pas sur moi des caustiques, j'implante dans deux épis de maïs deux fortes chevilles de fer que je trouve dans la chambre du malade, et les ayant faites rougir à blanc, j'en scarifie la région indurée à la manière d'un crible. Les habitants du voisinage qui étaient accourus à mon arrivée sont effrayés et murmurent de me voir appliquer un traitement aussi rude. Pour les rassurer et leur prouver que j'agis sur des parties qui ont perdu presque toute leur vitalité, je demande à Dupont si je le fais bien souffrir. Il me répond d'une voix à peine perceptible qu'il sent à peine que je le touche. Ma cautérisation finie, je prescris du bouillon de vieille poule et du vin rouge en aussi grande quantité que le malade pourra en prendre.

Le 5 septembre, j'arrive chez Dupont vers les 6 heures du matin, son état général s'est légèrement amélioré. Le pouls a un peu plus de force, la voix quelque timbre ; mais sa joue, que j'ai si bien cautérisée, la veille n'a pas subie de modification bien sensible et ne présente aucune trace d'inflammation. Je coupe avec un scapel les nombreuses eschares faites avec les chevilles de fer, puis je saupoudre les trajets fistuleux qui résultent de l'ablation des parties brûlées d'une grande quantité de sublimé (*ad libitum*).

Le 6 septembre, je visite Dupont pour la troisième fois. Son pouls est devenu normal, la voix a récupéré de l'ampleur, les forces renaissent ; la joue, fortement stimulée par le sel mercuriel, s'est enflammée et sécrète sur un grand nombre de points du bon pus. A partir de ce jour Dupont me paraît à l'abri de tout danger. La suppuration se continue sur son visage pendant quarante jours et produit la chûte de nombreuses eschares ; la joue, qui n'a pas été détruite dans toute son épaisseur, repousse par des bourgeons charnus qui se cicatrisent sans laisser des rides bien sensibles. Dupont a joui, pendant quinze ans après son œdème charbonneux, d'une bonne santé ; il est actuellement atteint de la maladie de Brigth.

SIXIÈME OBSERVATION. — *Cancer du sein droit d'espèce indéterminée. — Sa destruction par 125 gr. de sublimé. — Récidive de la tumeur.* — Le 2 septembre 1870 la femme Monrejeau, âgée de 50 ans, vient me prier de la débarrasser d'une tumeur volumineuse du sein droit adhérente aux côtes par sa base, dépourvue de peau à sa face libre.

J'excise une tranche de ce produit et vois qu'il est formé d'un tissu dur, uni, de teinte rosée. De tels caractères me font croire à l'existence de cette variété de squirrhe dur que j'ai désigné du nom de squirrhe *vascularisé*. Le microscope ne confirme pas ce diagnostic. Sa trame et son suc ne contiennent pas les globules des tumeurs squirrheuses mais beaucoup de granules ponctiformes, de petites cellules ayant des diamètres de un à deux millièmes de millimètre, des globules sanguins, de grandes cellules analogues à des cellules épithéliales dont la présence peut être expliquée comme dans les tumeurs fibreuses du sein, par la persistance de quelques débris de la glande mammaire. L'alcool à 36 degrés Cartier coagule tous ces éléments et détruit leurs contours.

Embarrassé malgré mes recherches à classer cette tumeur, je lui applique, en m'étayant sur sa ressemblance physique avec le squirrhe vascularisé et sa faculté de faire résorber les tissus qui l'entourent, la dénomination vague de cancer.

L'état général de la malade est mauvais; son visage est pâle, son corps amaigri, les urines ne renferment pas d'albumine et les divers organes de l'économie fonctionnent assez bien.

Le 2 août 1870 je répands sur ce cancer, qui occupe une superficie de plus d'un décimètre de diamètre, dix grammes de poudre de bichlorure.

4 août. — Le sublimé a excité pendant deux jours une fièvre légère et des douleurs supportables; il a produit des eschares dures d'un blanc lactescent sur les points où les capillaires sanguins manquent, de couleur noire sur les parties riches en vaisseaux. Je coupe tout ce qui a été mortifié et remarque alors que la tumeur se compose de trois grands lobes unis par des tractus celluleux courts. J'étends sur les couches vivantes seize grammes environ de poudre de sublimé.

5 août. — Le sublimé n'a pas limité son action à la tumeur. Pénétrant dans les vingt-quatre heures qui ont suivi son application en trop forte quantité dans le torrent de la grande circulation à l'état de bichlorure de mercure et de matière organique, il a suscité une petite toux et une grande faiblesse dans le pouls. Je ne touche pas à l'eschare formée.

8 août. — Je détache une eschare aussi étendue qu'une assiette à dessert et deux fois plus épaisse. Elle se compose, comme la précédente, de zones blanches et noires. Ne voulant pas renouve-

ler la faiblesse du pouls qui m'a fait craindre une syncope, je n'applique sur la région dénudée que cinq grammes de sublimé.

9 août. — L'application trop rapprochée de deuto-chlorure chez une femme débilitée fait naître une fièvre continue et de la diarrhée qui me décident à mettre un intervalle de huit jours entre chaque application de caustique.

30 octobre. — J'ai consommé environ 125 grammes de sublimé corrosif et ai obtenu les résultats qui suivent :

Le cancer a été mortifié presqu'en entier, mais à peine détruit la masse du sang qui est vicié donne naissance à de nouvelles tumeurs dans une aisselle et près du sternum. Je ne poursuis pas la cure.

Cette observation prouve que tous les cancers généraux ne contiennent pas des globules munis de noyaux pourvus eux-mêmes de nucléoles.

Elle démontre encore que chez les adultes les grandes applications de bichlorure ne produisent pas d'intoxication mercurielle caractérisée par le sphacèle des gencives, la chûte des dents, la nécrose des maxillaires. D'ailleurs, quand j'ai laissé au caustique le temps de se combiner avec toute la matière organique dont il pouvait éteindre la vitalité (je ne parle que des nappes de poudre de sublimé étalées sur les tumeurs d'adultes et de vieillards ; je ne les ai pas expérimentées dans l'enfance), le nouveau composé est toujours un vrai proto-chlorure de mercure et de matière animale qui, en opposition des assertions de Miailhe et des auteurs classiques, est très-peu soluble dans les dissolutions des chlorures alcalins et incapable d'y reformer du sublimé. Je le prouve à tout médecin ami de la pure vérité en plongeant des eschares recueillies à l'état de proto-chlorure dans des solutions concentrées de sel marin. Après plus d'une semaine de macération elles sont à peine ramollies ; elles ont néanmoins abandonné un peu de mercure sous forme de proto-chlorure ou tout au plus de sesqui-chlorure, ce qui est rendu évident avec de l'iode pulvérisé qui détermine toujours dans la solution salée un précipité jaunâtre rapidement soluble par un excès de chlorure de sodium.

CHAPITRE III

Vertu hémostatique et antipudride du sublimé. — Observations.

Le sublimé corrosif, le chlorure de zinc, le chlorure d'antimoine, jouent le rôle d'acides puissants dans leurs combinaisons avec nos tissus qui remplissent celui de bases; ils cautérisent en en durcissant à la manière des acides énergiques les substances cellulaires, fibrinoïdes et albuminoïdes.

Sous forme de poudre impalpable le sublimé suspend les hémorrhagies en nappe et en jet beaucoup mieux que les chlorures de zinc, d'antimoine, d'or, de platine, le perchlorure de fer, l'acide nitrique, à cause de sa fixité en présence du serum de sang qui rend facile son maintien sur les vaisseaux béants. Les faits qui suivent indiqueront comment je l'utilise comme hémostatique.

Première Observation.— *Ablation par le bistouri d'une grande tranche du cancer de la femme Monréjeau. — Ecoulement d'une abondante nappe de sang arrêtée par la poudre de sublimé.* — Le 8 août 1870, un médecin et un vétérinaire viennent me visiter. Voulant les rendre témoins de la puissance hémostatique du bichlorure, je coupe en leur présence une grande tranche du cancer de la femme Monrejeau dont je viens de raconter l'histoire. Le docteur s'efforce un long espace de temps de suspendre avec de l'amadou et la pression de la main la forte hémorrhagie en nappe qui se produit par la plaie; il ne peut pas y réussir. J'étends alors une couche de sublimé sur une compresse et l'applique sur la solution de continuité. En un quart d'heure elle enraye toute disposition à l'hémorrhagie en se combinant avec les vaisseaux divisés. Je continuai à détruire comme je l'ai énoncé cette grande tumeur par le chlorure mercurique, et, malgré sa riche vascularité, elle ne fut plus le siége d'aucune perte de sang.

Deuxième Observation. — *Ablation d'un polype qui obstrue l'entrée de la fosse nasale gauche; hémorrhagie en nappe arrêtée par la poudre de sublimé.* — Le 6 avril 1872 on conduisit chez moi le jeune Sénac, âgé de dix ans. L'orifice de sa narine gauche est obstrué par une tumeur vasculaire qui naît par une base de deux centimètres de diamètre sur la muqueuse qui tapisse l'entrée de la fosse nasale. Armant ma main droite de ciseaux, je coupe en quelques secondes cette excroissance au niveau des téguments.

Une forte hémorrhagie en nappe succède à cette section. Pour l'arrêter j'éponge la plaie, puis je la couvre rapidement avec l'extrémité de mon index enduit d'une couche de poudre de sublimé. Après un quart d'heure de compression je retire mon doigt et vois que la solution de continuité, devenue noirâtre par l'action du bichlorure sur les globules sanguins, ne laisse plus sourdre du sang. L'enfant n'a rien souffert de mon application hémostatique. Je ne fais pas de pansement, ou plutôt le coagulum noirâtre produit par le sublimé me sert d'appareil. En vingt jours la cicatrisation de la plaie s'opère; le sujet n'a pas été distrait de ses occupations journalières par mon traumatisme.

Troisième Observation. — *Hémorrhagie provoquée par l'incision d'un kyste épais, etc.* — Mme Garen, du village de Marestang, me consulte, en 1855, pour un kyste situé dans l'épaisseur de la grande lèvre droite. Je lui propose de la guérir par des remèdes. Comme elle ne sent aucune gêne de son affection elle se refuse à l'opération. Le 28 mai 1871, seize ans après cette première consultation, je suis appelé chez cette dame pour son kyste qui excite de violentes douleurs. Arrivé chez la malade, je trouve sa grande lèvre droite si vivement enflammée que je ne puis me livrer à aucune investigation pour préciser le point le plus aminci de la poche kystique. Dans le doute j'enfonce un bistouri sur la partie la plus déclive de la tumeur; le trajet que je lui fis parcourir pour arriver dans le kyste fut d'environ deux centimètres; il donna issue à un demi-verre de matière purulente. Le pus évacué, du sang vermeil continua à couler avec abondance et opiniâtreté. Ne voulant pas me retirer sans avoir arrêté l'hémorrhagie, j'introduisis dans la solution de continuité un fer rouge; dans son long parcours le cautère perdit son calorique avec trop de rapidité et ne produisit qu'un effet hémostatique imparfait. J'enduisis alors l'index de ma main droite de poudre impalpable de sublimé et l'appuyai sur le point de la plaie qui semblait fournir le sang; l'hémorrhagie, par ce procédé, cessa dans une demi-heure et ne se renouvela pas.

Quatrième Observation. — *Application de huit sangsues. — Hémorrhagie très-opiniâtre par leurs piqûres.* — Le 20 juillet 1872 la femme Long, âgée de 65 ans, affectée de démence, est trouvée couchée dans un fossé à sept kilomètres de son domicile. Ramenée à l'Isle, Long fils, voyant que sa mère meut difficilement sa main gauche, me fait appeler vers les cinq heures du soir. Je diagnostique une congestion cérébrale et prescris des sinapismes aux jambes et huit fortes sangsues derrière l'oreille droite. Vers les onze heures de la nuit on me rappelle à cause de l'écoulement de sang qu'on n'a pas pu arrêter par des tampons de linge charbonné. J'exerce à mon tour la compression avec une plaque d'amadou moelleux. Les artères du cou battent avec une si grande force et impriment au sang une si vive impulsion qu'il continue à couler à travers le corps compresseur; j'étends alors sur de l'amadou une épaisse couche de poudre de sublimé et l'appuie sur les plaies des sangsues. Au bout d'une demi-heure j'examine l'effet produit, je remarque que cinq piqûres sont oblitérées et que trois saignent encore abondamment; je fais une seconde application de bichlorure qui ne laisse plus sourdre de sang après vingt-deux minutes. Je me retire sans enlever ma dernière rondelle d'amadou. Le lendemain à huit heures du matin je détache du cou de la malade un mortier d'un brun rougeâtre très-sec et très-adhérent composé de sang et de sublimé; je mets à découvert huit petites eschares noires qui correspondent aux piqûres des sangsues. Dans l'intervalle des eschares l'épiderme est très-légèrement soulevé par un exudat lactescent à demi coagulé. En sept jours la peau se cicatrise sous les eschares et l'épiderme se renouvelle sous le coagulum albumineux.

Quant aux doigts de ma main droite qui avaient été en contact plus d'une heure avec le deuto-chlorure de mercure que l'écoulement du sang rendait humide, ils n'avaient été que très-faiblement pénétrés par la poudre hémostatique. En les plongeant dans une solution d'iodure de potassium, je fis apparaître du biodure rouge de mercure dans la lame la plus superficielle de leur épiderme qui s'exfolia en trois ou quatre jours.

Cinquième Observation. — *Ablation d'une tumeur vasculaire du menton. — Hémorrhagie en jet arrêtée par la poudre de sublimé.* — Dutour, propriétaire, âgé de 45 ans, au visage rouge et charnu, est, le 6 mars 1871, blessé sur la partie latérale droite du menton par son barbier qui le rase. La plaie faite par le rasoir donne naissance à une tumeur vasculaire qui acquiert en deux mois le volume d'une petite noix; inquiet de la rapidité avec laquelle cette tumeur se développe, Dutour vient se faire opérer le 7 mai 1871. J'excise les tissus du menton de manière à enlever l'excroissance avec une large bordure de parties saines; la plaie, en forme d'entonnoir, que je fais laisse jaillir plusieurs gros jets de sang artériel. Pour arrêter l'hémorrhagie sans ligatures je dispose sur un morceau d'amadou de la poudre de sublimé en forme de grand cône, puis je bouche avec cet appareil la solution de continuité. Au bout d'une demi-heure je retire l'amadou et remarque que le sang qui s'échappait des artères a produit, en se mêlant au bichlorure, un mortier rougeâtre très-dur qui bouche fortement la plaie et rend tout pansement inutile. Je revois Dutour quarante jours après l'opération, l'excavation du menton s'est comblée et cicatrisée; la cicatrice ne porte aucune trace de l'ancienne tumeur vasculaire.

Sixième Observation. — *Action hémostatique et antipudride du sublimé sur un squirrhe ulcéré.* — La femme Argenteu, âgée de 68 ans, a, au sein gauche, un squirrhe parsemé d'ulcérations profondes, au fond desquelles s'ouvrent fréquemment des rameaux artériels. Le médecin de la famille arrête les hémorrhagies avec de la charpie trempée dans le perchlorure de fer; le 5 août 1875 une artère de gros calibre se corrode au voisinage de l'aisselle et lance un gros jet de sang contre lequel le remède habituel échoue. On vient me chercher pendant que l'on exerce la compression avec une jointée de toile d'araignée. A mon arrivée j'étends sur l'orifice artériel et toutes les autres parties de l'ulcère une couche de poudre de sublimé que je fixe avec de petits morceaux d'amadou; mon pansement fit cesser l'odeur cancéreuse et éteignit pendant un grand nombre de jours toute disposition aux hémorrhagies.

Septième Observation. — *Action hémostatique et antipudride du sublimé dans une gangrène du pied, de cause interne.* — Dauriol, maître-valet, domicilié de la commune de Montégut (Hte-Garonne), était affecté, depuis environ six mois, d'un léger ulcère situé au voisinage de l'ongle de l'orteil gauche lorsqu'il fit appeler, le premier juin 1874, mon honorable ami, le docteur Esparbès, de Lévignac. Celui-ci diagnostique un ongle incarné et applique de la pâte de Vienne pour faire tomber l'ongle; le gros doigt, bien loin de réagir par l'inflammation contre l'eschare faite par les alcalis, se gangrène en entier en quarante huit heures, puis en cinq jours la mortification s'étend aux quatre autres doigts et sur la face dorsale du pied, pendant que la jambe s'infiltre d'une sérosité livide jusqu'au genou, que le pouls devient fébrile, les urines bourbeuses, le ventre ballonné et la langue saburale.

Appelé le sept juin en consultation, j'estime que le mauvais état général du malade et le peu de vitalité de sa jambe sur laquelle il faut agir doit faire rejeter l'amputation. Mon avis est d'exciser séance tenante toutes les parties molles gangrénées qui sont un foyer d'infection pour la masse du sang, d'écouler l'infiltration de la jambe et de stimuler la vie de l'organisme par des topiques et un régime tonique.

Ma proposition ayant été acceptée, j'ampute les cinq doigts et décharne pendant une heure, avec des ciseaux et des scalpels, la face dorsale du pied; je donne issue par mes sections à une grande quantité de sérosité rougeâtre mêlée de nombreuses bulles oléagineuses. Quand une hémorrhagie se manifeste, je l'enraye par l'application de petits morceaux d'amadou recouverts sur une de leurs faces de poudre impalpable de sublimé.

A la jambe je fais avec les caustiques alcalins trois longues eschares que je fends jusqu'au tissu cellulaire sous-cutané et sous-aponévrotique afin d'épuiser la sérosité extravasée. Mes opérations se terminent par le badigeonnage de la jambe et de la cuisse avec de l'eau-de-vie mêlée de teinture d'iode, et l'application sur le pied de poudre de Kina, de calamus aromaticus, de chlorure de chaux; comme régime nous conseillons du bouillon, du jus de bœuf et du lait.

8 juin. — Sous le pied la gangrène s'est faiblement étendue le long des métatarsiens; sur sa face dorsale elle s'est rapprochée des articulations métarso-cunéiformes et cuboïdes; le pouls continue à être fébrile, le ventre balloné, l'urine trouble; il existe de la constipation et la seconde jambe s'engorge aussi; je coupe pendant une heure les tissus gangrénés qui sont très-mous. L'odeur que je respire pendant mes sections est si infecte, malgré des lavages avec des solutions d'acide phénique et de chlorure de chaux, qu'elle me provoque des coliques; je tache de momifier les chairs mortes, que je ne détache pas, en les saupoudrant de sublimé; les deux jambes sont frictionnées avec de l'eau-de-vie iodée. Nous prescrivons contre la constipation vingt-cinq grammes d'huile de ricin.

10 juin. — La gangrène est demeurée sous le pied stationnaire, vis-à-vis de l'extrémité antérieure des os du métatarse. Au dos du pied elle a atteint le niveau des articulations métatarso-cunéiformes et cuboïdes; le sublimé a changé les chairs mortes en eschares inodores de couleur cendrée. De son côté l'huile de ricin a fait disparaître les sabures et calmé la fièvre en assouplissant le ventre; les urines sont devenues aqueuses, ce qui me fait craindre le diabète sucré; je n'y découvre pas du sucre avec le réactif Boetger. Je détache les combinaisons de sublimé et de matière animale puis répands sur les tissus gangrénés sous-jacents une nouvelle dose de poudre caustique.

13 juin. — La gangrène se limite sur la face dorsale du pied en

face de l'extrémité antérieure du scafoïde, du second, du troisième cunéiforme, du cuboïde et sur la face plantaire vers la partie moyenne des os du métatarse. Le sublimé corrosif, par sa propriété stimulante, ne nous semble pas étranger à cette délimitation. Il s'est manifesté une diarrhée verdâtre qui a la plus grande ressemblance avec les matières que le calomel fait rejeter quand il est administré comme purgatif. Je mets pour la première fois à découvert, en coupant les eschares, une plaie composée de tissus vivants très-anémiés que je couvre de poudre de Kina; je terminais mon pansement lorsque Dauriol fils me montre un gros jet de sang vermeil qui jaillit d'une incision pratiquée à la jambe; je ne parviens pas à mettre à découvert le bout de l'artère qui le fournit. Dans l'impossibilité d'en faire la ligature, je recouvre le lieu d'où s'échappe le sang de ma poudre au sublimé qui se combine avec les tissus ramollis de la jambe en trois ou quatre minutes et arrête l'hémorrhagie; nous prescrivons trente grammes d'huile de ricin.

10 juillet. — L'état local et général du malade s'est bien amélioré. A la région plantaire du pied les chairs vivantes forment un long et épais lambeau sur lequel reposent les cinq métatarsiens et premier cunéiforme nécrosés. Sur la face dorsale les tissus mous sont placés en arrière des facettes articulaires du second et troisième cunéiforme qui sont dénudées; mon pansement se réduit à détacher les os métatarsiens et premier cunéiforme; je confie aux forces de l'économie le soin de former un moignon convenable. Voici ce qui arriva:

Le deuxième et troisième cunéiforme poussent des bourgeons charnus derrière leurs facettes articulaires qu'ils font tomber. Le lambeau charnu de la plante du pied est raccourci jusqu'aux os du tarse par l'effet d'une abondante suppuration, puis ses bourgeons se mêlent à ceux des os cunéiformes. Dès ce moment le pied se cicatrise, et le 2 septembre Dauriol marche avec le secours d'un bâton.

C'est avec le sublimé que les bistourneurs du canton de l'Isle-Jourdain pratiquent la castration sur nos grands animaux. Leur méthode consiste à mettre à découvert le testicule suspendu à son cordon et à serrer ce dernier entre deux petites lames de bois creusées chacune d'une gouttière, dans laquelle est de la pâte mêlée à une grande quantité de poudre de sublimé. En quatre ou cinq jours cet appareil tombe en entraînant le testicule; la partie du cordon qui se continue dans l'abdomen présente, à son extrémité libre, une eschare très-dure qui forme, jusqu'à l'oblitération complète des vaisseaux, une digue infranchissable à tout écoulement de sang.

CHAPITRE IV

De cinq nouvelles combinaisons de mercure. — De l'huile de sublimé ou bichlorure de mercure et d'huile. — Observations de maladies diverses guéries par cette nouvelle préparation.

Du bichloro-biiodure de mercure et d'huile. — Du margarate et oléate iodurés de soude et de bioxide de mercure. — Du margarate et oléate iodurés de soude et de bioxide de mercure.

Recherches sur les combinaisons que le sublimé corrosif est susceptible de former avec les matières celluleuses, fibrineuses et albumineuses des animaux. — Du proto-chlorure, du sesqui-chlorure et du bichlorure de mercure et d'albumine. — Observation d'une syphilis invétérée guérie par ces composés et l'huile saturée de sublimé corrosif.

Du bichlorure de mercure et d'huile de foie de morue, de pied de bœuf, de graine de sésame, d'œillette, d'olive. — C'est en composant, en 1874, des pommades au sublimé corrosif, pour faire suppurer des vésicatoires, je m'aperçus que l'axongue et les huiles dissolvaient de fortes doses de cet escharotique à l'état de poudre fine et se comportaient à l'égard du remède fondu comme des oxides puissants envers un acide énergique, c'est-à-dire neutralisaient ses propriétés irritantes et mortificatrices.

J'ai cherché dans tous les ouvrages thérapeutiques de ma bibliothèque et des pharmacies de l'Isle-Jourdain, tels que le Codex, Bouchardat, Dorvauld, Soubeiran, Miailhe, Lassaigne, Trousseau, et le dictionnaire de Déchambre, si quelque pharmacien ou médecin avait découvert avant moi la très-importante combinaison dont je vais esquisser quelques vertus. Je n'ai pas trouvé qu'aucun livre en parlât. D'où j'ai cru qu'en ne m'écartant pas de la loi de la justice, je pouvais lui donner le nom d'HUILE DE SUBLIMÉ DU DOCTEUR E... THOULOUSE.

Les huiles de foie de morue, de pied de bœuf, d'olive, d'œillette, de graine de sésame, que j'ai expérimentées, ne se saturent pas de la même proportion de sublimé. Celle de morue, qui en liquéfie le plus, en dissout 3 grammes par hectogramme, et celle de sésame, dont la faculté dissolvante est la moindre, 1 gramme 75 centigrammes.

Mes recherches sur les modifications que les corps adipeux et huileux communiquent à plusieurs remèdes caustiques et vénéneux, en les dissolvant, ayant exigé beaucoup de temps et de travail, je ne suis pas encore disposé à faire connaître le procédé expéditif au moyen duquel je sature les huiles de fortes quantités de bichlorure. Je ne l'ai jusqu'ici communiqué qu'à M. Isard, pharmacien à l'Isle Jourdain, et au docteur Esparbès, de Lévignac (Haute-Garonne).

Les huiles saturées de sublimé laissent déposer, par l'effet d'un long espace de temps, une petite quantité de sédiment blanc. Isolé du principe oléagineux par du papier buvard, ce précipité donne les réactions du proto-chlorure de mercure. Il se colore en noir dans une solution de potasse ou de soude caustique et abandonné du chlore dans une solution de nitrate d'argent. On empêche ou on retarde dans les huiles cette métamorphose du bichlorure en calomel en les filtrant à travers du papier quelques jours après leur saturation.

Les huiles saturées de sublimé tendent à devenir blanches. Elles sont sans action sur la couleur de tournesol et le blanc d'œuf. La lame d'un bistouri fraîchement repassée, sur laquelle je les laisse cinq minutes, conserve son brillant. Je dévoile leur chlore par des cristaux de nitrate d'argent qui se recouvrent lentement à leur contact d'une mince couche de chlorure d'argent. Je décèle l'hydrargire et, de plus, que la combinaison est un bichlorure de mercure et d'huile, en les faisant réagir sur un crayon de caustique filhos. En trois minutes elles le colorent en bioxide jaune de mercure. Les solutions de potasse et de soude caustique font passer instantanément tout leur mercure en bioxide de mercure insoluble dans un excès d'alcali. Broyées dans un mortier avec de l'iode, elles produisent un abondant précipité de biiodure de mercure.

Trousseau et Pidoux disent, dans leur *Thérapeutique*. que parmi les composés de mercure, le deuto-chlorure est le plus héroïque, celui qui à lui seul peut rendre plus de services que tous les autres réunis. Miailhe, dans son *Traité de l'art de formuler*, considère cet agent comme la cause unique des vertus médicales des mercuriaux (1). Mais en poudre il constitue un caustique énergique;

(1) Les faits contredisent cette opinion. Voy. fin du second chapitre.

dissous dans l'eau, l'alcool, l'éther, un violent irritant. Ces dernières propriétés expliquent les nombreuses manipulations qu'on lui a fait subir pour adoucir son action sur nos tissus. Il m'est bien facile de prouver que toutes les substances avec lesquelles on l'a combiné pour atteindre le but désiré, telles que le lait, l'albumine, la farine, le bois, la glycérine, le décomposent complétement ou partiellement. Les huiles et les graisses sont les seuls corps, comme je le démontre par des analyses exactes, qui ne l'altèrent pas et le dulcifient à un degré inconnu jusqu'à nos jours, tout en le maintenant dans un état liquide extrêmement favorable à son absorption. Je ne prônerai pas les nouvelles préparations par des prospectus à l'adresse de tous les médecins de France. Ceux qui vantent de la sorte leur invention sont, hélas! trop souvent sujets à caution. La vente qu'ils veulent en faire rend facile l'exagération. Je me contente de convier les médecins qui liront cet écrit à faire l'essai des solutions huileuses de sublimé. Ils se convaincront bien vite par eux-mêmes que dans les herpés, les eczémas rebelles, l'acné rubrum ou couperose, les syphilis constitutionnelles, la teigne amiantacée, les prurits, etc., il n'existe pas de remède qui puisse leur être comparé.

Règle de leur emploi dans les dartres et la syphilis. — Les solutions huileuses sont, dans les affections herpétiques opiniâtres, l'anti-dartreux par excellence. Je les emploie en onctions dans les dartres que je viens d'énumérer, et corrobore leurs effets par un régime approprié au tempérament des sujets. La dose du remède pour chaque friction peut être aussi forte qu'on le désire chez les adultes. Chez les enfants, je ne dépasse pas une demi-cuillerée à café. Si le mal cutané s'accompagne de phénomènes inflammatoires, j'étends le liniment d'une ou deux parties d'une huile quelconque qui neutralise sa propriété excitante et ne lui laisse que la vertu modificatrice. Une friction journalière suffit.

Les huiles de sublimé sont, dans les maladies syphilitiques, ce que le sulfate de quinine en solution concentrée est contre les fièvres intermittentes. Dans cette catégorie d'affections, je préfère les donner par la bouche pour doser leur principe altérant. Pendant la durée des manifestations syphilitiques, j'en administre aux adultes de vingt à trente gouttes par jour divisées en deux ou trois prises. J'ai calculé que l'huile d'olive dont je fais habituellement usage contient un centigramme de sublimé par dix gouttes; une cuillère en ivoire, de la contenance de cette dernière capacité, accompagne tous mes flacons. Je varie la dose pour les enfants entre trois et cinq gouttes. La soupe et le pain peuvent leur servir de véhicules. Elles ne déterminent à l'état le plus concentré, sur l'organe du goût, aucun sentiment d'irritation.

Après la disparition des symptômes vénériens, je descends à la dose journalière de dix gouttes pour les adultes, et deux ou trois gouttes pour les enfants. Je n'hésite pas, pour annihiler les effets du vice syphilitique sur le sang, à prolonger mon épurateur aux doses mitigées pendant trois ou quatre mois, avec une semaine de repos tous les vingt jours.

Je détruis dans l'huile de sublimé le dépôt que forme l'hiver ou une température trop basse, en plongeant quelques instants le flacon qui la contient dans une cafetière d'eau chaude et en l'agitant à sa sortie du bain-marie. Comme preuve de la vertu résolutive très-puissante des solutions huileuses de sublimé, je me contente de rapporter les observations suivantes. La première m'a été adressée par M. le docteur Esparbès, de Toulouse.

Première Observation. — *Acné rubrum invétéré guéri en trois semaines par des frictions avec de l'huile de sublimé.* — Les médecins connaissent l'inefficacité des remèdes dans l'acné rosacéa à laquelle ils opposent des émissions sanguines, des purgatifs, un régime doux, des onctions adoucissantes, stimulantes, astringentes. De mon côté, j'ai fait l'essai contre cette maladie passée à l'état chronique d'huile de sublimé. Elle a amené une guérison si prompte que je ne saurais assez engager les praticiens à la mettre de nouveau à l'épreuve dans des cas analogues.

M. L..., négociant de Toulouse, âgé de 45 ans, d'une constitution forte et sanguine, présente depuis environ deux ans sur le nez et les joues des pustules dures, entre lesquelles la peau est hypertrophiée et d'une teinte violacée. Divers médecins, auxquels il s'est successivement adressé, se sont efforcés d'affaiblir son tempérament par des aliments peu nourrissants et des minoratifs. Ils lui ont prescrit bien des pommades. Je livre à mon tour à ce monsieur un flacon d'huile au centième de sublimé dissous, pour être employé en frictions sur le visage.

L'effet de ce topique fut admirable. Dès les premières applications la peau s'assouplit, les pustules s'affaissèrent, et en vingt jours la figure n'offrit plus de trace de couperose. La guérison s'est maintenue.

Deuxième Observation. — *Eczéma éhrythémateux fort étendu et très-tenace, guéri par du bichlorure de mercure et d'huile affaibli.* — La femme Paschale, âgée de 52 ans, domiciliée du faubourg

Mont-Orgueil de l'Isle-Jourdain, présente aux deux mollets quelques veines variqueuses. En janvier 1875, elle voit naître à 5 centimètres au-dessous du genou droit une rougeur parsemée de quelques vésicules d'eczéma. Après quelques jours, la plaque éhrythémateuse s'agrandit, et le 17 mai 1876, époque où je vois cette malade, la jambe entière est d'un rouge intense, prurigineuse, et quoique sans plaie, exude beaucoup de sérosité. Les topiques que mes nombreux confrères ont conseillés n'ont pas été tolérés, et la pommade camphrée que donne depuis plusieurs mois la sœur pharmacienne de l'hôpital ne produit aucun résultat favorable. Je prescris à mon tour à la femme Paschale 60 gr. d'huile d'olive dans laquelle on a fait fondre seulement, en raison de la vive inflammation qui existe, 6 décigr. de sublimé. Elle en frictionnera une fois par jour toute la surface malade; son régime sera bon; elle s'abstiendra de vin pur.

Ma solution affaiblie fut tolérée. En huit jours elle pâlit d'abord, puis effaça complétement l'érythème au très-grand étonnement des habitants du faubourg qui s'étaient habitués à considérer la femme Paschale comme estropiée et au-dessus des ressources de la médecine.

Troisième Observation. — *Guérison par de l'huile saturée de sublimé d'un herpes phlycténoïde passé à l'état chronique.* — Azimond, âgé de 50 ans, cultivateur aisé, épuise son corps par un travail opiniâtre et l'usage d'aliments peu reconstituants. Sa santé s'affaiblit et, en janvier 1876, il voit éclore sur sa peau des vésicules isolées ou groupées en grandes plaques. Au huitième jour de leur existence au lieu de se sécher, elles se déchirent et se changent en ulcères chroniques à aspect dégoutant. Cet homme, pour éviter les frais d'un médecin, se fait d'abord traiter par un pharmacien qui lui vend pendant trois mois une grande variété de pommades. En mai, il se fatigue de remèdes qui ne le guérissent pas et vient me trouver. Je lui donne pour conseil de se bien nourrir, et lui livre 60 gr. d'huile saturée de sublimé pour être employée en frictions. Huit jours après ma consultation je suis vraiment surpris de l'amélioration survenue chez cet homme. Les petits ulcères sont guéris et les grandes plaies se sont recouvertes de croûtes sèches, sous lesquelles un épiderme normal est en train de se former. Je lui donne un nouveau flacon d'huile qui consolide la guérison.

Quatrième Observation. — Lacome, âgé de 25 ans, garçon tuilier, à Pibrac, est atteint à la barbe du menton de nombreuses plaques d'herpes tonsurant. La peau à leur niveau est rugueuse, sèche, et recouverte d'un sédiment très-fin de teinte grisâtre. Les glandes sebacées de leur côté ne sécrètent plus la matière onctueuse qui donne aux poils leur brillant. Au cou, au sommet de la poitrine, il existe de nombreux disques d'herpes circinné garnis de petites vésicules globuleuses qui produisent parfois des croûtes analogues à celles de l'impétigo. Ces dartres remontent à six mois. Le sujet prétend qu'ils lui ont été communiqués par le rasoir de son barbier. Le médecin qui l'a traité a expérimenté plusieurs médicaments. Le dernier, qui a aggravé sa maladie, a consisté en badigeonnages à l'acide sulfurique. Pour mon compte, j'estime à l'opposé du confrère qui m'a précédé qu'on ne doit employer chez Lacome que des remèdes doux. Je lui prépare avec 60 gr. d'huile saturée de sublimé et 60 grammes de graisse d'oie une pommade qui n'a qu'une vertu altérante sans irriter.

Dès les premières applications de ce liniment la peau s'assouplit, les vésicules d'herpes disparaissent, et en trois septenaires tous les disques s'effacent. Malgré la guérison, je conseille au sujet de couper pendant trois ou quatre mois sa barbe avec des ciseaux pour éviter l'irritation du savon et du rasoir qui pourraient faire renaître sa maladie.

CINQUIÈME OBSERVATION. — Bosc, âgé de 35 ans, roulier au château de Caumon, très-robuste, tient depuis environ deux ans son visage enveloppé d'un mouchoir. Il est atteint de cette variété d'herpes qu'Alibert désigne du nom de teigne amiantacée. L'herpes occupe la barbe et les parties latérales de la tête. Il est constitué par des vésicules prurigineuses qui, après s'être rompues, forment autour des poils des étuis blancs comparables à l'amiante. Il existe de l'engorgement aux ganglions du cou, et l'oreille gauche sécrète un peu de pus. Bosc s'est fait traiter par plusieurs médecins, le dernier l'a envoyé malgré son manque de fortune passer un mois à Luchon. L'eau sulfureuse n'ayant pas amendé sa maladie il se confie, à son retour des Pyrénées, à des charlatans, et, en désespoir de cause, il m'est adressé par M. Ader, pharmacien à Boulogne. Je lui recommande de se frictionner tous les jours le visage avec l'huile de sublimé que je lui fais préparer par M. Isard, pharmacien. En vingt jours la vieille teigne cède à ma médication; la guérison obtenue, je recommande à Bosc de ne pas se raser de longtemps pour éviter toute irritation du côté de la peau.

Sixième Observation. — Les menstrues déterminent chez un certain nombre de femmes la sortie sur le visage de boutons d'acné rosacéa, ou de vésicules d'eczéma rubrum très-persistantes. Mon unique remède contre ces affections fort désagréables est l'huile affaiblie de sublimé. Voici comme je l'emploie.

Mme X..., âgée de 34 ans, robuste et peu abondamment réglée, voit naître sur son visage, à chaque époque menstruelle, un grand nombre de pustules rouges d'acné rebelles aux médications les plus variées. Consulté en janvier 1877, je prescris :

Huile d'olive saturée de sublimé.... 30 gram.
Huile simple..................... 60 gram.
Mêlez.

Le visage sera onctionné tous les soirs avec ce liniment.

L'application de ce mélange ne produit sur la peau aucun effet excitant, il fait disparaître en peu de jours l'acné. Son emploi repris en février, mars, avril, une semaine avant les *mois*, limite l'éruption à trois ou quatre petits boutons éphémères; l'usage intelligent de mon huile sera continué autant de temps que Mme X... montrera quelque disposition pour la coupe rose.

Septième Observation. — *Ulcères syphilitiques très-opiniâtres.* — L..., charron, me consulte le 2 janvier 1877. Tout le rebord de sa lèvre inférieure et les faces antérieures des arcades alvéolaires sont déchiquetées par des ulcères profonds à aspect squirrheux. Au cou l'on observe quelques ganglions indurés. Cet homme parle avec beaucoup de difficulté et ne peut se nourrir que d'aliments liquides; il cache constamment son visage avec des mouchoirs. Il me fait le récit qui suit en présence de M. Isard, pharmacien : Mon mal date de six ans; il a débuté par un bouton de la lèvre provoqué par une coupure de rasoir de barbier; l'iodure de potassium administré pendant toute une année par M. Roques, mon médecin, l'a peu modifié; les eaux d'Aulus, auxquelles j'ai été envoyé pendant deux ans, par le docteur Lavigne, de Gimont, ne l'ont pas influencé; M. le professeur Nogués, de Toulouse, m'a soumis sans succès pendant plusieurs mois à des antisyphilitiques divers; M. le curé de Saint-Gric m'a fait dépenser, sans aucune bonne amélioration, pour 99 francs de rob de l'affecteur; je me suis adressé ensuite à M. Souville, de Toulouse, et à une somnambule qui ne m'ont pas guéri; enfin, je suis envoyé vers vous par la veuve Faillières de Noaillian.

Je fais remettre à ce malheureux 60 gram. d'huile saturée de sublimé pour être employée comme il suit : à son dîner et souper il en prendra dix gouttes dans sa soupe. Au moment de se coucher, il appliquera sur les ganglions indurés du cou et sa lèvre ulcérée des compresses de papier soie enduites du même médicament.

Mes prescriptions suivies avec exactitude pendant un mois ramollissent les ganglions et cicatrisent la lèvre. Le sujet parle désormais facilement et se nourrit d'aliments solides ; sa guérison pourtant n'est pas complète, il a encore à la face antérieure des gencives des ulcères sur lesquels je n'ai pas pu faire agir l'huile de sublimé comme topique. Pour communiquer à mon traitement une activité nouvelle, j'ai recours à la formule qui suit :

Huile..........................	30 gram.
Sublimé dissous....................	60 centigr.
Iode parfaitement combiné avec l'huile de sublimé................	30 centigr.

Le malade prendra comme précédemment dix gouttes matin et soir de la nouvelle préparation étendue dans une cuillerée à café d'huile ordinaire. Ce second remède, qui est un véritable bichlorure-biiodure de mercure et d'huile, débarrassa Laré des dernières manifestations syphilitiques. Voulant neutraliser l'aptitude du sang à de nouvelles poussées morbides, je fais continuer pendant quatre mois encore l'huile de sublimé ou le bichloro-biiodure de mercure à la dose journalière de dix à vingt gouttes.

Combinaisons qui dérivent des solutions huileuses de sublimé corrosif.

Bichloro-biiodure de mercure et d'huile. — On peut déterminer, avec les solutions huileuses de sublimé corrosif, la vraie composition des teintures d'iode. Dix centigrammes de bichlorure de mercure dissous dans cinq grammes d'huile d'olive, que je remue à l'aide d'une baguette à la température de 25 degrés centigrades avec trois grammes de teinture d'iode préparée depuis deux heures, absorbent, en quatre minutes, tout l'iode. L'alcool décoloré, et devenu transparent par la perte du métalloïde, ne tarde pas à surnager sur l'huile. Il s'enflamme quand je l'approche d'un corps en ignition. Le papier de tournesol rougit légèrement à son contact, et un cristal de nitrate d'argent se change en chlorure d'argent, ce qui m'indique qu'il contient un peu d'acide chlorhydrique affaibli.

Le liquide sous-jacent à l'alcool acidifié est d'un blanc opaque à cause de son mélange avec une petite quantité de proto-chlorure de mercure; il devient limpide après deux ou trots jours de repos. Il ne modifie pas alors la couleur de tournesol et de violette. Traité par une solution concentrée de potasse ou de soude caustique, il laisse précipiter du bioxide et du biiodure de mercure, résultat qui m'annonce que j'ai agi sur du *bichloro-biiodure d'hydragire et d'huile.*

Des essais qui précèdent, j'ai conclu : 1° Que dans l'espace de deux heures, l'iode de la teinture d'iode n'a pas altéré d'une manière sensible son véhicule, l'alcool ; 2° qu'il se produit, pendant que l'huile de sublimé absorbe l'iode de la teinture, un peu d'acide chlorhydrique qu'entraîne l'alcool et du proto-chlorure de mercure, qui reste en suspension dans le chloro-biodure d'hydrargire et d'huile.

J'ai répété les expériences que je viens de décrire avec de la teinture d'iode que j'avais preparée depuis neuf jours; j'ai obtenu, comme dans la première analyse, du bichloro-biiodure de mercure et d'huile blanc mêlé à un peu de proto-chlorure et de l'alcool incolore qui lui surnage. Cet alcool s'enflamme encore quand je l'approche d'une allumette en feu; outre des traces d'acide chlorydrique, il contient une quantité notable d'acide iodhydrique, que je dévoile par du papier de tournesol qu'il rougit vivement, et un cristal de nitrate d'argent qu'il métamorphose en iodure jaune d'argent.

L'examen de la seconde teinture d'iode démontre que l'iode altère en neuf jours, d'une manière sensible, l'alcool.

J'ai étudié, avec mon réactif, une troisième teinture d'iode préparée depuis environ huit mois. Dans ce cas, il n'existait plus d'alcool. Le liquide qui lui a été substitué, est venu se déposer audessous de la composition oléagineuse ou bichloro-biodure de mercure et d'huile. L'ayant isolé en absorbant les couches huileuses avec une bande de toile, je l'ai trouvé très-acide, cautérisant presque ma langue. Traité par un cristal de nitrate d'argent, il a donné naissance à de l'iodure jaune d'argent et à du chlorure blanc du même métal.

Cette troisième analyse m'a appris que l'iode finissait par détruire dans sa teinture tout l'alcool, et lui substituait de l'eau et de l'acide iodhydrique.

Le bichloro-biiodure de mercure qui résulte du mélange de cinq parties d'huile d'olive saturée de sublimé, avec trois parties de teinture d'iode, n'a pas une grande stabilité à cause de la trop forte proportion d'iode qu'il contient; il laisse déposer du biiodure de mercure. Pour faire un bichloro-biiodure de mercure et d'huile durable, on ne doit pas mélanger aux 5 grammes d'huile de bichlorure plus de 1 gramme de teinture d'iode, et, si on remplace cette dernière par le métalloïde pur, plus de 5 centigrammes.

Je combine souvent l'huile de sublimé avec l'iode seul, suivant cette dernière proportion. Ma formule est :

Huile d'olive saturée de chlorure mercurique.	20 gr.
Iode — — —	20 cent.

Ce bichloro-biiodure de mercure, préparé sans teinture d'iode, est toujours exempt de proto-chlorure de mercure et d'acide chlorhydrique ; son goût est piquant. Si je le donne aux adultes à la dose de huit gouttes au repas du matin et du soir, il produit en peu de jours un mal de gorge fatigant.

Employé en frictions sur la peau, il provoque la sortie de vésicules entourées d'auréoles inflammatoires.

Le bichlorure de mercure et d'huile, et le bichloro-biiodure de mercure peuvent être saponifiés à froid par la soude caustique.

Saponification de l'huile de sublimé — Je fonds 3 grammes de soude caustique dans 30 grammes d'eau de pluie ; j'ajoute à cette solution 15 grammes d'huile d'olive saturée de sublimé. Au moment du contact des deux liquides, la soude réduit tout le mercure de l'huile de sublimé en bioxide de mercure qui communique à l'huile dans laquelle il reste enfermé une belle couleur jaune. La réaction continuant, l'huile et le bioxide sont changés en une masse solide que je laisse flotter pendant cinq à six jours dans la liqueur alcaline. Je la projette ensuite sur une passoire qui la sépare de la soude en excès, du chlorure de sodium et de la glycérine qui se sont formés. Ce savon, par l'effet du temps, perd sa couleur jaune et devient d'un blanc bleuâtre ; il est légèrement hygrométrique.

Saponification du bichloro-biiodure de mercure et d'huile. — J'obtiens des savons de teinte différente suivant la proportion d'iode que je combine à l'huile de sublimé. Voici une de mes formules :

Huile d'olive....................	20 gram.
Sublimé en solution.............	40 centigr.
Iode combiné....................	20 centigr.

Mélangez ce bichloro-biiodure de mercure et d'huile avec 30 gr.

d'eau de pluie tenant en solution 4 grammes de soude caustique. Le savon qui se produit est de prime abord rouge et jaune. En séchant, le biiodure rouge et le bioxide jaune se transforment, en partie, en proto-iodure et en protoxide qui font virer les couleurs primitives au vert et au bleu.

La soude caustique solidifie non-seulement l'oléine et la margarine de l'huile de sublimé biiodurée, mais encore la lipine. Ainsi, en additionnant 15 grammes de l'huile en question avec 3 grammes de soude fondue dans 30 gouttes d'eau distillée, j'obtiens un corps solide sans résidu liquide. La combinaison sèche bien et n'attire pas l'humidité. Je la considère comme un oléo-margaro-glycérate de mercure, de soude, de chlorure, de sodium, de proto-iodure et de biiodure de mercure. Je n'ai pas encore étudié les propriétés des savons mercuriels.

Combinaisons multiples que le sublimé corrosif produit avec les matières celluleuses, fibrineuses et albumineuses des animaux.

Les composés que le sublimé engendre avec les substances celluleuses, fibrineuses et albumineuses des animaux ont servi de thème à bien des discussions.

Les premiers chimistes qui ont fait réagir le deuto-chlorure de mercure sur de l'albumine ont admis que ce composé était réduit à l'état de proto-chlorure par la substance animale.

M. Lassaigne, en mélangeant, en 1837, du deuto-chlorure avec des matières animales, estima que ce sel n'éprouvait aucun changement dans le rapport de ses éléments. Ainsi, lorsqu'il verse une solution de deuto-chlorure de mercure sur du blanc d'œuf, le composé qu'il obtiendrait serait une combinaison d'albumine et de chlorure mercurique qu'il a désigné du nom de chloro-hydrargirate d'albumine.

Après Lassaigne, Dorvauld a émis la troisième opinion que le blanc d'œuf changeait le bichlorure en sesqui-chlorure.

Consommant depuis 27 ans de grandes quantités de sublimé corrosif pour mortifier sur le corps de l'homme des tumeurs de nature diverse, j'ai bien vite découvert que les chimistes qui m'ont précédé n'avaient découvert chacun qu'un tiers de vérité qu'ils ont obscurcie en généralisant le résultat d'un trop petit nombre d'essais.

Si j'analyse une eschare aussitôt que la matière animale a absorbé le sublimé, j'ai un mélange soluble de bichlorure et de sesqui-chlorure de mercure et de matière albuminoïde.

Si j'attends que le caustique se soit combiné à une plus forte proportion de matières organiques que précédemment, j'obtiens un sesqui-chlorure de mercure et de matière albuminoïde.

Enfin lorsque je laisse absorber au sublimé toute la matière animale avec laquelle il est apte à s'unir, il passe à l'état de proto-chlorure ou de calomel albuminoïdeux, composition à peu près insoluble.

Les réactifs ne sont pas tous également propres à dévoiler ces diverses transformations du deuto-chlorure de mercure. La potasse, la soude, la chaux, colorent toutes les eschares en noir, qu'elles soient à l'état de bichlorure, de sesqui-chlorure et de proto-chlorure de mercure et de matière animale. Ce résultat est probablement dû à ce que la matière organisée qui se combine avec le bichlorure de mercure lui enlève toujours une partie de son chlore, de sorte que l'on ne peut pas avoir dans la rigoureuse acception du mot un bichlorure de mercure et de substance albuminoïde parfaitement pur qui devrait donner un précipité jaunâtre par les alcalis, comme les bisels de mercure, et non pas noirâtre comme les proto-sels.

L'ammoniaque confirme ma théorie. Si je fais macérer dans l'eau distillée une vieille eschare dans laquelle le caustique est combiné à une très-faible proportion de substance animale, l'eau dissout dans l'espace de quelques heures une certaine quantité de bichlorure et de matière animale qui donne par l'alcali volatil un précipité blanc comme avec une simple solution de sublimé corrosif. Quand, au contraire, je fais agir l'ammoniaque sur l'eschare avant qu'elle ait laissé dissoudre le bisel, il la colore en noir à l'instar d'un proto-sel ou d'un sesqui-sel.

L'iodure de potassium fondu dans l'eau distillée est le seul agent qui donne avec les eschares faites avec le sublimé des réactions bien caractérisées.

Si j'unis une forte dose de deuto-chlorure de mercure avec une quantité de matière animale, la combinaison se colore en un beau rouge coquelicot (biiodure de mercure) et un beau jaune safrané (sesqui-iodure de mercure) dans une solution affaiblie d'iodure de potassium. — Si l'on augmente la proportion de la matière animale par rapport au chlorure mercurique, il arrive un instant où le composé minéro-animal est un sesqui-chlorure de mercure et de matière albuminoïde qui se teint seulement en jaune safrané par la réaction de l'iodure potassique. En continuant à accroître la matière animale vis-à-vis du bichlorure de mercure, on finit par produire un proto-chlorure ou calomel animal qui acquiert une coloration d'un blanc légèrement verdâtre par l'iodure de potassium.

Ayant acquis de telles données par l'analyse d'eschares de tumeurs, il m'a été facile de préciser la nature des combinaisons que ce caustique produit avec le blanc d'œuf.

Avant d'entreprendre une telle étude, j'ai recherché à combien d'albumine sèche correspondait un blanc d'œuf fraîchement fondu. J'ai exposé à un soleil d'été un blanc d'œuf pesant 31 grammes. Sa dessiccation opérée, son poids a été de 4 grammes.

L'albumine d'un blanc d'œuf n'est pas uniforme dans toutes ses parties. Les dix premiers grammes qui s'écoulent à travers un pertuis pratiqué à la coquille est beaucoup plus riche en eau que les dix grammes qui sortent les derniers. Ces deux albumines desséchées séparément ont pesé : la première un gramme; la seconde près de deux grammes.

Le poids de l'albumine la plus fluide et la plus concentrée d'un blanc d'œuf reconnu, j'ai fait les expériences suivantes :

J'ai retiré 10 grammes d'albumine d'un œuf frais et l'ai mêlée à un gramme de sublimé fondu dans 20 grammes d'eau distillée. Le mélange a pris une teinte lactescente ; séché, il est devenu jaunâtre et a pesé 2 grammes. J'ai mis 50 centigrammes de cette combinaison dans un petit verre rempli d'eau distillée à laquelle j'ai ajouté quelques gouttes d'une solution concentrée d'iodure de potassium. En moins de quatre minutes, les sommets anguleux du corps solide se sont colorés en jaune safran (sesqui-iodure de mercure), et tout le reste de la surface en un beau rouge coquelicot (biiodure de mercure). Mais comme l'iodure de potassium se trouvait en léger excès dans la liqueur, le biiodure de mercure n'a pas tardé à se dissoudre complétement, laissant voir l'albumine coagulée revêtue d'une couche uniforme de sesqui-biiodure jaune. Le sesqui-iodure de mercure s'est fondu à son tour, et alors l'albumine coagulée est apparue seule au fond du verre avec sa couleur blanche.

Les mélanges de bichlorure et de sesqui-chlorure de mercure, en raison de leur acidité, ne s'altèrent pas malgré leur contact avec le soufre, les chlorures de potassium et de sodium, la potasse et la soude que contient le blanc d'œuf.

Dans la seconde expérience, j'ai associé tout un blanc d'œuf de poule du poids de 31 grammes à un gramme de chlorure mercurique fondu dans l'eau distillée. La combinaison qui s'est formée a pesé, sèche, cinq grammes. J'ai immergé un gramme de ce composé dans l'eau additionnée d'une petite quantité d'iodure de potassium (1); en cinq minutes la moitié environ du corps solide s'est colorée en beau rouge et l'autre moitié en jaune safran et jaune serin.

Désireux de savoir si en augmentant la proportion d'iodure de potassium dans l'eau distillée le proto-iodure de mercure et le sesqui-iodure ne se transformeraient pas en biiodure, j'ai ajouté dans le verre une petite quantité de ce réactif. L'iodure rouge a commencé à se dissoudre; l'iodure jaune safran et jaune serin se sont ensuite fondus. Ces essais extrêmement faciles à être répétés par tous les médecins prouvent : 1° que le sublimé corrosif forme avec le blanc d'œuf comme avec les tissus de l'homme vivant trois combinaisons différentes : un proto, un sesqui et un bichlorure de mercure et d'albumine; 2° qu'un blanc d'œuf du poids de trente-un grammes ne décompose pas complétement un gramme de sublimé.

Dans de nouveaux essais j'ai cherché la quantité de blanc d'œuf nécessaire pour réduire un gramme de chlorure mercurique. J'élève à soixante-deux grammes l'albumine liquide et fraîche que je mêle à un gramme de sublimé dissous dans l'eau distillée; la combinaison se réduit à neuf grammes par la dessiccation. Je l'analyse comme précédemment par une solution d'iodure de potassium; je ne fais plus apparaître du biiodure de mercure mais du proto-iodure verdâtre qui m'indique que tout le gramme de sublimé a été ramené à l'état de calomel albumineux par soixante-deux grammes d'albumine liquide qui correspond à huit grammes d'albumine sèche ou deux blancs d'œufs du poids chacun de trente-un grammes.

Par de nouvelles recherches je trouve qu'on peut abaisser le poids de l'albumine liquide qui réduit en entier un gramme de sublimé à cinquante-deux grammes, et qu'au-dessous de ce chiffre le gramme de bichlorure n'est pas changé dans sa totalité en protochlorure de mercure et d'albumine.

Le proto-chlorure de mercure et d'albumine préparé par la dessiccation d'un mélange de soixante-deux grammes de blanc d'œuf et de un gramme de sublimé fondu dans l'eau distillée contient, outre un léger excès d'albumine non combinée, du soufre, du chlorure de potassium, de sodium, de la potasse et de la soude libre

(1) Si l'eau distillée contient une trop forte proportion d'iodure de potassium, ce réactif n'agit pas par son iode mais par la potasse et noircit toute la masse.

qui le rendent alcalin. Il n'est pas stable comme un autre proto-chlorure de mercure et d'albumine que je vais bientôt préparer. Après quelques jours de conservation la potasse, la soude et le soufre auxquels il est mêlé le colorent en noir en le protoxidant ou en le sulfurant.

Pour obtenir un proto-chlorure de mercure et d'albumine qui ne s'altère pas par l'effet du temps, il convient de le débarrasser de la potasse, de la soude et des sulfures alcalins que contient le blanc d'œuf. J'obtiens ce résultat en mélangeant un gramme de sublimé fondu dans une grande quantité d'eau distillée, quatre-vingts grammes, par exemple, avec trente-un grammes d'albumine fraîche; le précipité qui se forme est ce proto-chlorure. Je le débarrasse des substances qui lui sont étrangères en le projettant sur un filtre; le proto-chlorure de mercure et d'albumine demeure seul sur le papier joseph. Desséché, il a pesé deux grammes; il est fort peu soluble dans l'eau. Quant à la liqueur blanche opaline qui a traversé le filtre, elle contient du chlorure de potassium, de sodium, de la potasse et de la soude, des sulfures alcalins, du sesqui-chlorure et du bichlorure de mercure et d'albumine. Je peux en précipiter la presque totalité du mercure sous forme de proto-chlorure de mercure et d'albumine par l'addition d'un nouveau blanc d'œuf. Ce second proto-chlorure en contact d'une forte proportion de potasse de soude, de sulfures alcalins est beaucoup plus soluble que le premier, aussi doit-il être retiré de dessus le filtre à l'état de bouillie molle si on ne veut pas qu'il le traverse presqu'en entier. Quand l'opération est bien conduite le liquide que le papier joseph a laissé passer est presque exempt de mercure; il est très-sensiblement alcalin. J'y dénote le chlore par le nitrate d'argent, la potasse par le chlorure de platine, le soufre par des cristaux d'acétate de plomb. Desséché, il se présente sous la forme d'une matière vitreuse, jaunâtre, transparente; je le considère comme un chloro-sulfure de potasse de soude d'albumine. Dans le cas où il contient des vestiges de mercure, ce dernier corps lui communique, en s'oxidant ou en se sulfurant, une couleur noire.

En étendant des nappes de poudre de deuto-chlorure de mercure sur des tumeurs, j'ai obtenu parfois des eschares qui prennent une belle couleur jaune d'ocre quand je les immerge dans une solution affaiblie d'iodure de potassium. Comment produire à volonté avec le blanc d'œuf ce sesqui-chlorure isolé du proto et du bichlorure? Je suis arrivé à ce résultat en mêlant six grammes de sublimé fondus dans cinquante grammes d'alcool (36 cartier) avec six blancs d'œufs. Le précipité très-abondant qui s'est formé a été mis sur un filtre de papier; il a pesé, sec, quatorze grammes. Dans la couche qui avoisinait le filtre il était lamelleux, jaunâtre et contenait du bichlorure et du sesqui-chlorure de mercure et d'albumine. Les couches centrales, au contraire, étaient blanches, compactes et ne se composaient que de sesqui-chlorure qui se colore en jaune safran dans une solution affaiblie d'iodure de potassium.

J'ai expérimenté dans la syphilis la valeur thérapeutique des divers chlorures que je viens de faire connaître. Voici une observation :

Observation. — En février 1872 je suis appelé chez le nommé S...., âgé de 40 ans, marchand forain, qui a contracté dans ses pérégrinations la syphilis. Arrivé chez le malade, je remarque qu'il est affecté à l'aîne droite d'un ulcère arrondi provenant d'une pustule. Ses bords sont durs, coupés perpendiculairement. Autour de cette plaie la peau exude un liquide séreux; mon diagnostic fut chancre huntérien compliqué de ragade. Je conseille de saupoudrer la solution de continuité avec du calomel et de prendre tous les jours une pilule de deux centigrammes de proto-iodure de mercure. En me retirant je recommande au sujet de venir se montrer une fois par semaine.

Je ne revis ce malade qu'au commencement de décembre 1872. Pendant les dix mois qui s'étaient écoulés depuis ma consultation, il s'était adressé aux médecins et pharmaciens des villes où il allait vendre ses marchandises, qui lui avaient prescrit des pilules de sublimé ou de l'iodure de potassium. Ces deux remèdes étaient demeurés sans effet contre une éruption de taches cuivrées et la ragade de l'aîne.

Je livre à S... neuf grammes de calomel albumineux en poudre impalpable préparé avec soixante grammes de blanc d'œuf et un gramme de sublimé fondu dans l'eau distillée. Ce remède sera pris tous les jours à la dose de trente centigrammes au commencement du repas de midi.

Au bout d'un mois, qui correspondait au 6 janvier 1873, je revois S....; il n'est pas satisfait de mon calomel albumineux qui n'a pas guéri sa ragade et ses taches cuivrées. Je m'efforce de lui inspirer une nouvelle confiance en lui disant que je vais lui préparer un remède héroïque. Je mêle vingt grammes de blanc d'œuf frais à un gramme de sublimé fondu dans trente grammes d'eau distillée. Le résidu sec que j'obtiens pèse trois grammes; j'en projette un fragment dans une solution affaiblie d'iodure de potassium qui le colore en rouge coquelicot sur ses surfaces planes et en jaune safrané sur ses parties anguleuses. Ces réactions dénotent que j'ai fait un bi et un sesqui-chlorure de mercure et d'albumine. Je divise ce double chlorure en cent paquets que je remets à S.... en lui disant d'en prendre un tous les jours à ses repas.

En septembre 1873, S.... vient chez moi fort satisfait de mon dernier remède; la ragade et les taches cuivrées ont disparu.

Dans le cours de 1874, la ragade reverdit. Instruit par les syphilis observées dans ma pratique que la destruction du vice syphilitique qui s'est généralisé à toute l'économie est une œuvre longue et difficile, je remets à S.... trente grammes d'huile d'olive saturée de sublimé avec ordre d'en répandre, matin et soir, six gouttes sur sa soupe. Cette préparation efface la ragade en peu de jours, et depuis son administration S.... n'a plus observé sur son corps d'accidents syphilitiques.

FIN DU TROISIÈME MÉMOIRE.

QUATRIÈME MÉMOIRE

CAUSTIQUES ALCALINS

CHAPITRE PREMIER

I. Caustiques alcalins, pâte de Vienne, et caustique filhos, mélanges de soude, de potasse, de lithine, de strontiane, de baryte. — II. Action des caustiques alcalins. — III. Observations.

I. *Caustiques alcalins, pâte de Vienne, et caustique filhos, mélanges de soude, de potasse, de lithine, de strontiane, de baryte.* — Les protoxides de potassium, de sodium, de strontium, de calcium, de baryum, exposés à l'air, attirent l'acide carbonique et l'humidité. Les deux premiers se liquéfient dans l'eau qu'ils absorbent, les trois derniers se délitent. Le protoxide de lithium seul n'a de l'affinité que pour l'acide carbonique, et par conséquent ne fond pas et ne se délite pas. Tous les agents qui précédent sont caustiques. La potasse et la soude cautérisent avec plus de rapidité que les autres alcalis. On les empêche de couler en les mêlant avec les alcalis terreux, chaux, strontiane, baryte; les principaux mélanges auxquels les médecins ont recours sont la poudre de Vienne et le caustique filhos. La poudre de Vienne se compose :

Potasse	6 parties.
Chaux vive	5 parties.

Mêlez.

Au moment d'utiliser la poudre de Vienne, on la réduit en pâte avec de l'alcool et on l'étale en couche épaisse sur la partie qui doit être détruite. La cautérisation s'effectue avec une grande rapidité et en présence du médecin; elle dure de une à quinze minutes, suivant la densité des tissus que l'on attaque. L'action des caustiques alcalins n'a aucune analogie avec celle des caustiques hypersthénisants; ainsi, tandis que ces derniers produisent en cautérisant une inflammation très-vive, d'une durée de quinze à quarante-huit heures pour le sublimé corrosif, les chlorures de zinc et d'antimoine; de quatre à quinze jours pour l'acide arsénieux; les mélanges de potasse, de soude, de lithine, de strontiane, de chaux, de baryte, ne suscitent aucun mouvement inflammatoire en se combinant avec nos tissus. Les douleurs qu'ils font naître sont très-modérées si les parties sur lesquelles ils agissent sont normales; très-fortes, si elles sont enflammées ou irritées (1).

L'eschare est grisâtre sur la peau normale, blanche lorsqu'elle est infiltrée de sérosité. Elle est noirâtre sur les bourgeons charnus ou le tissu musculaire, à cause du sang qui se mêle aux alcalis pendant l'opération. La combinaison obtenue peut être considérée comme un sel dans lequel, à l'inverse des caustiques hypersthénisants, la substance minérale joue le rôle d'oxide et l'animale celui d'acide.

— J'ai adopté pour le caustique filhos la formule suivante :

Chaux en poudre fine.............	1 partie.
Potasse caustique.................	9 parties.

Je pétris sur le feu ces deux substances pour en faire une pâte très-homogène que je mets dans des moules avant qu'elle ait perdu toute son humidité. En se refroidissant elle acquiert la dureté de la pierre. — Le caustique filhos que je prépare a une couleur bleue pâle, qui résulte de ce que je chauffe les substances dans une cuillère en cuivre. Sous l'influence de la chaleur la petite quantité de soufre que contient la chaux forme avec du cuivre du vase du sulfate de cuivre qui bleuit toute la masse. Cette addition de sulfate de cuivre ne nuit pas à la vertu du remède et a toujours dérouté mes confrères sur la nature du caustique que j'employais.

Le caustique filhos bien réussi a, comme la pâte de Vienne, une grande énergie escharotique s'il est de date récente. Mais lorsqu'on a ouvert plusieurs fois le flacon qui le contient, il se ramollit et n'a plus d'action. L'altération facile de la pâte de Vienne et du caustique filhos, l'usage très-fréquent que j'en fais, m'ont décidé en 1873 à rechercher si, en chauffant la potasse avec la lithine, la strontiane, la baryte, je n'obtiendrai pas des caustiques moins

(1) Je fais souvent ma pâte de Vienne avec de l'alcool, saturé de sulfate de morphine. Dix grammes d'alcool ne dissolvent pas en entier 20 centig. de sulfate de morphine.

avides d'acide carbonique et d'humidité que les précédents (1). J'ai produit des pierres très-dures, très-homogènes et d'une grande activité caustique, qu'elles perdent toutes comme les mélanges de potasse et de chaux en présence de l'air.

II. *Action des caustiques alcalins.* — Les chirurgiens se sont servis de la poudre de Vienne et du caustique filhos contre l'ongle incarné, les varices des jambes, la fistule lacrymale, le ptérygion, la grenouillette, les ulcérations du col de l'utérus, le rétrécissement du rectum, les cicatrices difformes, pour réprimer les chairs fongueuses, ouvrir les abcès froids, produire une inflammation adhésive entre la vésicule du fiel et les parois abdominales. De mon côté, me fondant sur la propriété qu'ont les alcalis de ne susciter que l'inflammation éliminatrice de l'eschare, j'ai étendu considérablement leur emploi et les fais intervenir dans un grand nombre d'affections chirurgicales, dans lesquelles on n'est pas dans l'habitude de les employer. Je ne parlerai pas des cas où les chirurgiens en font usage. Je me propose dans ce travail de démontrer comment par leur concours, et en m'aidant parfois d'autres agents, tels que le feu, le bistouri, l'acide sulfurique, je traite *tutò et jucundè* et souvent *citò*:

1° Les ganglions, les hygromas, les kystes de Meibomius, de la tête, du cordon testiculaire et de l'ovaire;

2° Les loupes, les mélicéris, les tumeurs adipeuses, les verrues;

3° Les furoncles, les phlegmons diffus, les panaris, les gerçures, les engorgements atoniques du bras qui compliquent la gangrène de la main, la fracture des côtes avec lésion du poumon, etc. Mais avant de rapporter des observations où ils réussissent, je prouverai par deux faits que leur manque d'action stimulante les rend impropres à la guérison des tumeurs malignes et des dartres chroniques peu étendues. Mes exemples seront pris dans la famille des tumeurs épithéliales et dans le psoriasis.

(1) La lithine, après la potasse et la soude, est l'alcali qui cautérise le mieux. Pour avoir de la lithine caustique, j'ai été obligé de la faire venir directement de la Pharmacie centrale de Paris. Le corps qui m'a été adressé était un mélange de carbonate de lithine et d'oxide de lithium. Il a cautérisé la peau de mon bras en six minutes.

La strontiane est de couleur cendrée comme la baryte. Elle cautérise avec plus de rapidité que cette dernière. Avec de la strontiane et de l'alcool j'ai établi sur mon bras un cautère en huit minutes, tandis qu'il m'a fallu trois quarts d'heure avec la baryte.

III. PREMIÈRE OBSERVATION. — Auradé, cultivateur, âgé de quarante ans, vient chez moi au commencement d'avril 1866 pour que je le débarrasse d'une tumeur grosse comme un œuf de pigeon située sur le dos de la main droite. Son tissu, composé d'épithélium blanc, ne peut être distingué à l'œil nu d'un squirrhe que par l'existence de quelques petits vaisseaux rougeâtres qui le transpercent.

Le 2 avril 1860, je mets sur ce cancer une couche épaisse de pâte de Vienne fraîchement préparée, et pendant qu'elle est appliquée, je la mouille à plusieurs reprises avec de l'eau-de-vie pour qu'elle cautérise profondément. Au bout d'un quart d'heure, ayant reconnu à la cessation de la douleur qu'elle n'agissait plus, je la détache et découvre une eschare noire dont je confie l'élimination à la nature. — Le 21 avril, vingt jours après l'application de la pâte de Vienne, l'eschare est aussi adhérente à la tumeur que le 2 avril. Elle n'a pas provoqué à la face dorsale de la main le plus léger vestige d'inflammation. Comme il n'existe aucun signe qui indique que la partie morte sera éliminée, je la coupe avec le bistouri et répands sur le tissu épithélial 3 grammes de poudre de sublimé. Le second caustique produit un double résultat : il mortifie en quarante-huit heures la tumeur et enflamme vivement les tissus normaux environnants. A l'inflammation succède la sécrétion d'un pus de bonne nature qui amène en cinquante jours la chûte de l'épithélihéma et la cicatrisation de la main.

DEUXIÈME OBSERVATION. — Frégouville, âgé de 50 ans, robuste et sanguin, est affecté sur le dos de sa main gauche d'une plaque de *psoriasis diffusa*, de quatre centimètres de long sur un centimètre de large. Cette affection a débuté par une rougeur prurigineuse qui s'est revêtue de squasmes épidermiques sèches, luisantes, grisâtres et très-adhérentes à la peau. La cause interne d'une pareille dartre est probablement le régime excitant auquel Frégouville s'est habitué, et sa localisation sur le dos de la main dépend de l'insolation que subit cette région pendant que le sujet laboure.

Le 15 août 1872, je fais agir au niveau de l'affection une couche épaisse de pâte de Vienne qui cautérise en profondeur bien au-delà de la plaque lépreuse. Je congédie Frégouville en lui conseillant un régime doux et de s'abstenir de vin pur qu'il boit en grande quantité.

Le 1er septembre je revois le sujet. Les fibres musculaires que l'eschare en tombant a mises à découvert se sont couvertes comme la peau d'écailles épidermiques sèches et adhérentes. Le régime adoucissant n'a pas été suivi. Je prescris de nouveau l'abstention de vin pur, l'application de nombreuses sangsues au fondement, enfin je fais plonger tous les jours la main dans une décoction d'écorce de chêne. Mon second traitement détermina la formation de bourgeons charnus de bonne nature et la cicatrisation de la plaie en trente jours.

CHAPITRE II

Application des caustiques alcalins sur les hygromas, les ganglions, les kystes des glandes de Meibomius, des grandes lèvres, de la tête, du cordon testiculaire, de l'ovaire.

Les bourses séreuses ont pour fonction de favoriser le frottement mutuel des surfaces. Fourcroy leur trouva de l'analogie avec les muqueuses, et leur donna le nom impropre de bourses muqueuses. Béclard les compara aux séreuses articulaires, et les appela bourses synoviales. Enfin, Bichat les considéra comme une simple modification des aréoles du tissu cellulaire ou des cavités séreuses à l'état rudimentaire, ce qui leur a valu la dénomination de bourses séreuses qu'elles ont conservé. On les a divisées en bourses séreuses sous cutanées, sous-musculaires et sous-tendineuses.

(*a*) Hygromas — Les hygromas consistent en épanchements séreux dans les bourses séreuses sous-cutanées. Une contusion violente ou à peine perceptible, le vice rhumatismal, goutteux, scrofuleux, provoquent leur développement. Dans les cas où on ne constate aucune des causes que je viens d'énumérer, on attribue l'hydropisie des bourses séreuses au défaut d'équilibre entre l'exhalation et l'absorption qui s'accomplit sur ses parois. Les bourses qui sont peu irritées conservent une structure celluleuse; celles qui le sont fréquemment deviennent fibro-cartilagineuses.

L'hygroma chronique est caractérisé par une tumeur globuleuse, fluctuente, dont les limites ne sont pas masquées par la turgescence inflammatoire des parties voisines. Lorsqu'il résiste aux remèdes résolutifs, les chirurgiens lui appliquent sept modes de

9

traitement que je vais exposer, pour qu'on les compare à mon procédé.

Ecrasement. — L'on essaie de rompre avec les doigts les parois de la tumeur. Lorsque l'on réussit à déchirer le kyste, ce qui est rare, les lèvres de la plaie se réunissent par première intention, et l'hydropisie reparaît. — L'incision sous-cutanée du kyste offre beaucoup d'analogie avec l'écrasement, et présente le même inconvénient.

Ponction simple. — La ponction ne fait que donner issue au liquide qui se reforme presque toujours.

Ponction et irritation. — Brodie irritait les parois du kyste avec la canule qui l'avait ponctionné; Bell les traversait d'un séton; Asselin les remplissait de vin; Velpeau de teinture d'iode. Ces méthodes ne sont pas constamment suivies de succès, ou bien produisent une inflammation dangereuse.

Incision. — Elle doit intéresser toute la partie de la capsule qui touche aux téguments. Elle a pour but d'enflammer sa surface intérieure par le contact de l'air. Pour obtenir plus sûrement ce résultat, certains chirurgiens remplissent la bourse séreuse de bourdonnets de charpie. L'incision et la charpie ont amené plusieurs fois la mort des malades.

Excision. — Elle consiste à enlever avec le bistouri la paroi superficielle du kyste avec la peau qui la revêt. La base de la poche produit des bourgeons charnus et se cicatrise. Ce procédé, comme l'incision, est susceptible d'amener une inflammation trop intense.

Extirpation. — Elle se pratique en faisant une incision cruciale. On dissèque ensuite le kyste, et on appose ensuite les téguments sur la plaie. Une telle opération a entraîné plusieurs fois une terminaison funeste.

Le procédé que j'ai imaginé a toujours guéri sans provoquer le plus léger accident. Il consiste à mortifier, par les caustiques alcalins, la partie proéminente du kyste, et à donner issue à l'épanchement à travers les parties mortes. La capsule ne pouvant pas se remplir d'un nouveau liquide, à cause de l'ouverture faite sur l'eschare, s'efface par l'accolement de ses parois opposées.

Première Observation. — Mariette, âgée de 35 ans, servante à Toulouse, chez Mme Lartigue, rue des Paradoux, 43, est depuis longtemps affectée de deux hygromas prérotuliens. Le 4 août 1855, je mets sur la partie culminante de chaque tumeur de la pâte de Vienne. Cette application mortifia en dix minutes la peau et la paroi du kyste qui lui était subjacente. J'évacuai la sérosité en faisant une ponction au centre des eschares. Par cette issue, les parois opposées des poches séreuses s'agglutinèrent en huit jours. Ma méthode opératoire n'a entraîné aucun accident. Elle n'a pas empêché un seul jour Mariette de vaquer à toutes ses occupations. La guérison des deux hygromas a été radicale.

Deuxième Observation. — *Application de la pâte de Vienne et d'un pois à cautère* — Dans la seconde observation, le kyste a perdu sa structure celluleuse et est devenu cartilagineux. Une telle organisation m'oblige à modifier la méthode qui précède, comme je vais le raconter.

En 1860, Mme X..., religieuse du couvent de Notre-Dame-de-l'Isle-Jourdain, me fait appeler pour savoir si je ne pourrai pas la guérir d'une tumeur qu'elle porte au-devant du genou droit. Ayant reconnu un hygroma prérotulien, je fais à sa partie culminante, avec les alcalis, une eschare très-épaisse à travers laquelle j'évacue une cuillerée à soupe de sérosité.

Les jours suivants, remarquant que malgré l'eschare et la ponction la bourse séreuse, qui a acquis une structure fibro-cartilagineuse, conserve une disposition globuleuse et continue à sécréter du sérum, j'introduis dans sa cavité un pois traversé par un fil, dont l'extrémité libre pend à l'extérieur. Ce petit corps, qu'on néglige de renouveler, se réduit en bouillie. Après trois ou quatre jours de séjour dans la capsule, les débris du légume sortent avec du pus dont il a provoqué la formation. La suppuration persiste environ deux septenaires et cesse par l'atrophie de la tumeur. La guérison ne s'était pas démentie en 1877, époque à laquelle je transcris cette observation.

Troisième Observation. — La femme Mercadier, âgée de 36 ans, domiciliée aux alentours de Cologne (Gers), vient se faire traiter en mai 1865 d'une tumeur demi-sphérique, qui s'est développée à la partie antérieure du cou et a acquis, en deux années, le volume d'une forte orange. Elle est mobile, fluctuente, la peau qui la recouvre n'a jamais été enflammée.

Cette collection ne réside pas dans l'épaisseur de la peau. Elle n'y acquiert pas les dimensions que je viens d'indiquer. Sous la peau, sa base se perdrait insensiblement dans les tissus du voisinage. Ses limites précises et sa mobilité me font diagnostiquer un kyste de la bourse du cartillage thyroïde. Les bourses séreuses hypertrophiées peuvent renfermer du sérum, du sang ou du pus.

Comme dans ce cas on n'a jamais observé des signes d'inflammation et qu'il n'a pas été reçu de coup, j'admets la première hypothèse. Je fais au point le plus déclive de cette tumeur avec le caustique filhos une eschare de l'étendue d'une pièce de deux francs à travers laquelle je retire le sérum qui s'y trouve renfermé. Pour tout pansement, j'applique une simple cravate de soie et renvoie cette dame dans sa localité.

Vers la fin de juin, je revois la femme Mercadier. Elle ne porte plus de trace de son hygroma. Les tissus cautérisés sont remplacés par une cicatrice régulière que cachent les vêtements.

(*b*) Ganglions. — Les épanchements séreux des bourses des tendons portent le nom de ganglions.

Les ganglions occupent ordinairement la face dorsale de la main et du pied. Leur volume varie depuis une noisette jusqu'à une grosse noix. Leur contenu peut être séreux, onctueux, ressembler à de la gelée de groseille. J'ai rapporté, dans le paragraphe qui concerne le sublimé corrosif, un fait qui prouve que les ganglions dégénèrent quelquefois en tumeur fibreuse.

Les ganglions ont une grande tendance à demeurer stationnaires. Lorsqu'ils sont volumineux, ils peuvent obliger ceux qui les portent à suspendre leur travail. Il importe de ne pas confondre les ganglions du poignet avec la hernie de la synoviale de l'articulation radio-carpienne. On évitera la méprise, en exerçant sur la tumeur une pression douce. Si elle est constituée par la synoviale, elle s'effacera par la rentrée de la synovie dans la cavité articulaire, et reparaîtra dès que la pression sera suspendue. Les ganglions, au contraire, ne disparaissent pas par la compression.

Les chirurgiens ont appliqué aux épanchements des bourses des tendons les mêmes modes de traitement qu'à l'hygroma.

De mon côté, quand je me résous à les opérer, je les guéris par l'application de mélanges d'alcalis.

Quatrième Observation. — Pau, âgé de 18 ans, est gêné dans son travail de laboureur par un ganglion volumineux qui s'étend sur le dos de sa main droite, depuis l'apophyse styloïde du radius jusqu'à l'articulation du trapèze avec le premier métacarpien. Le 1er mai 1868, je fais, avec la pâte de Vienne, sur son point le plus culminant, une très-petite eschare à travers laquelle j'évacue deux cuillerées à café de sérosité.

Les parties mortifiées se détachèrent en huit jours, sans amener de tuméfaction à la main. Elles mirent à découvert, en tombant, le tissu fibreux de l'articulation radio-carpienne, qui se cicatrisa en deux septenaires. Pau, après mon traumatisme, n'a pas eu de fièvre. Il a labouré comme s'il n'avait pas subi d'opération.

(*c*) Kystes des glandes de Meïbomius. — Les glandes de Meïbomius sont des follicules aggrégés ayant la disposition de grappes oblongues. Elles sont placées parallèlement les unes aux autres dans l'épaisseur du cartilage tarse. — Au nombre d'une vingtaine sur la paupière inférieure et d'une trentaine sur la supérieure, leurs orifices arrondis déversent le mucus jaunâtre, que l'on appelle chassie, le long de la lèvre interne du rebord palpébral.

J'ai rencontré assez fréquemment, dans ma pratique, des kystes muqueux formés aux dépens des acinis des glandes de Meïbomius. Leur mode de développement est facile à comprendre. Le petit canal de l'acinus s'oblitère, et le produit de sécrétion s'accumulant distend le follicule. L'acinus hypertrophié paraît beaucoup plus rapproché de la peau que de la muqueuse, fait qui s'explique par l'obstacle que le globe oculaire oppose à son développement vers l'orbite. Les kystes des glandes de Meïbomius sont généralement petits ; je guéris les plus volumineux avec le caustique filhos.

Cinquième Observation. — Dartigue, âgé de 65 ans, forgeron à Lasserre, a, dans l'épaisseur de sa paupière supérieure droite, à une petite distance du bord ciliaire et sur le tiers-moyen du voile, une tumeur du volume d'un gros pois, de forme arrondie bien circonscrite sans adhérence à la peau. Ce produit se meut avec le cartilage tarse auquel il est accolé. En renversant la paupière de manière à avoir sous les yeux sa face conjonctivale, on reconnaît que la conjonctive qui lui correspond est plus rouge que sur le reste de son étendue.

La petite tumeur occasionne de la gêne lorsque l'œil est en mouvement. Sa forme globuleuse, son défaut d'adhérence à la peau, sa liaison au cartilage tarse démontrent d'une manière sûre qu'elle est formée par un kyste d'un acinus de Meïbomius. Le pronostic n'a pas de gravité, néanmoins il peut se faire que la poche s'enflamme et amène la production d'un tissu cicatriciel difforme. Pour ce motif j'estime qu'il est utile d'intervenir.

L'extirpation doit être rejetée à cause de la grande plaie qu'elle nécessiterait. Le procédé des oculistes, qui consiste à renverser la paupière pour inciser et cautériser avec le nitrate d'argent la face conjonctivale de la tumeur, n'est pas d'un manuel facile, aussi je préfère l'attaquer du côté de la peau. Je fis au point culminant du kyste avec le caustique Filhos, taillé en crayon, une eschare de l'étendue d'une très-petite lentille à travers laquelle je vidai la poche muqueuse. Dix jours suffirent pour obtenir une guérison radicale. La cicatrice est imperceptible.

(*d*) Kystes des grandes lèvres. — Ces kystes acquièrent un bien plus grand développement que sur les paupières. Néanmoins je ne les ai jamais vu dépasser le volume d'un petit œuf de poule, ils sont bien plus rapprochés de la muqueuse interne de la grande lèvre que de toutes les autres parties des téguments. Pour ce motif je les détruis par leur face muqueuse.

Sixième Observation. — Mme La Rodé, âgée de 40 ans, me consulte, en 1855, pour un kyste du volume d'un œuf de pigeon situé dans l'épaisseur de la grande lèvre droite. Je lui propose l'opération, elle la refuse parce qu'elle ne souffre pas. En 1868, douze ans après sa consultation, Mme La Rodé me fait appeler en raison de sa tumeur qui est devenue douloureuse. Arrivé auprès de la malade, je remarque que sa grande lèvre droite est très-enflammée; j'enfonce un bistouri jusqu'à sa partie centrale et donne issue à du pus bien lié. Estimant que mon incision procurerait la guérison du follicule hypertrophié, je me retire en recommandant qu'on vint me chercher si Mme La Rodé continuait à être incommodée de son affection. Un mois après ma première visite je suis rappelé pour le kyste qui revient.

Voulant éviter une seconde récidive, je fais, avec la pâte de Vienne, à la partie interne de la grande lèvre, une eschare de l'étendue d'une pièce de deux francs à travers laquelle j'écoule un liquide onctueux qui s'est accumulé dans la nouvelle tumeur.

En quinze jours l'eschare tombe et met à jour un grand cul de sac de nature muqueuse qui ne peut plus se fermer à cause de la grande perte de substance que je lui ai fait subir.

(*e*) Kystes folliculeux de la tête. — Les follicules sébacés de la tête deviennent souvent le siége de loupes; celles-ci peuvent se résorber en laissant persister leur coque coriace qui se remplit de sérosité noirâtre. Ces kystes enflamment quelquefois la table osseuse sur laquelle ils reposent. Je les traite par les caustiques alcalins, et, parfois, je fais encore intervenir le fer rouge comme dans l'observation qui suit.

Septième Observation. — La femme Bernis, âgée de 52 ans, domiciliée de l'Isle-Jourdain, porte depuis quinze ans, au sommet de sa tête, une tumeur survenue à la suite d'une chûte. Elle est au moment où j'en fais l'examen pour la première fois, globuleuse, fluctuente et de la dimension d'un œuf de dinde; la peau qui la couvre est sillonnée de grosses veines; je ne saurais avoir de doute sur la nature de cette affection. Son ancienneté et l'absence de tout signe inflammatoire indiquent d'une manière certaine que c'est un kyste développé aux dépens d'une glande sébacée, puisque l'anatomie pathologique démontre que ce sont les seules espèces de kystes qui se développent sous la peau du crâne.

Je dispose, suivant le grand diamètre de cette tumeur, un large ruban de pâte de Vienne; la courbe que je lui fais décrire est disposée de telle sorte que lorsque l'eschare aura été coupée, la peau appartenant à la moitié antérieure de la tumeur s'emboîte dans les téguments de la moitié postérieure. Après avoir laissé agir dix minutes les alcalis, j'enfonce un bistouri dans la partie qu'ils ont mortifiée. A peine l'ai-je entamée qu'un jet de sang très-abondant se produit par les vaisseaux cautérisés. Obligé de renoncer à l'emploi de l'instrument tranchant, je le remplace par des cautères en forme de lame de couteau rougis à blanc; avec leur aide je coupe l'eschare sans hémorrhagie. La tumeur largement ouverte me rend facile l'énucléation d'une coque blanche remplie de sérosité noirâtre.

Mon pansement consiste à rapprocher les bords de la solution de continuité et à les couvrir d'amadou. Dans l'espace de dix-huit jours les petits lisérés brunâtres, vestiges de la grande eschare excisée, sont éliminés par la suppuration. Au bout d'un mois la guérison est radicale. On remarque au niveau de la cicatrice une forte dépression due à la résorption de la table externe des os du crâne. La grande plaie que j'avais fait à la tête par les alcalis et les fers rouges, en présence de nombreux assistants étonnés de ce que je ne suscitais aucune douleur, n'a mis aucun obstacle aux travaux journaliers de la femme Bernis.

(*f*) Kyste du cordon testiculaire.

Huitième Observation. — *Hydrocèle du cordon. — Application de pâte de Vienne. — Injection iodée.* — Doutre, âgé de 68 ans, domicilié aux alentours du village de Beaupuy, est un homme maigre, pâle, de taille élancée, qui tomba, en 1869, du toit de sa maison sur un soliveau. A la suite de sa chûte, il survint dans la moitié gauche du scrotum une tumeur pour laquelle il n'appela pas de médecin. La tumeur, bien loin de se résoudre, acquit dans l'espace de deux ans un développement très-gênant. Doutre va alors se montrer à des chirurgiens de Toulouse qui ne se soucient pas d'entreprendre sa cure et lui conseillent d'entrer à l'hôpital. Effrayé d'une opération faite loin de sa famille, le sujet vient, le 20 août 1871, se soumettre à mon examen. Je notai une tumeur de forme oblongue qui s'étendait du testicule gauche à l'anneau inguinal; elle est indolente, compressible, sans transparence; sa base, beaucoup plus large que son sommet, ne permet pas d'isoler le testicule avec la main. Un confrère, présent à la consultation, diagnostique comme moi un hydrocèle du cordon et demeure incertain si la poche ne contenait pas quelqu'anse intestinale.

Ne voulant pas recourir à la ponction par le trocart pour ne pas m'exposer à blesser l'intestin, j'appliquai, le 30 août, à égale distance de la base du scrotum et de l'anneau inguinal externe, une traînée de pâte de Vienne de six centimètres de long sur trois de large. En dix minutes elle produisit une grande eschare que je fendis dans tout son parcours; je pénétrai par cette division dans une première poche qui ne laissa écouler que quelques gouttes de sérum. Pour évacuer le liquide contenu dans la tunique fibro-séreuse du cordon, j'attirai cette membrane avec des pinces à disséquer à travers l'ouverture que j'avais pratiquée sur l'eschare des téguments, et j'en coupai plusieurs petits lambeaux sur divers points de son parcours sans comprendre les fibres du crémaster auquel elle servait de support. A l'aide de ces sections multiples j'écoulai environ un litre de sérosité colorée de sang rutilant. Cette évacuation faite, je trouvai que le testicule était plus volumineux qu'à l'état normal; sa consistance était celle de la chair musculaire. J'attribuai son augmentation de volume à l'épaississement de la tunique vaginale qui le revêt et à de fausses membranes.

Le jour de l'opération le malade n'eut pas de fièvre et alla même à la promenade; le second jour, l'état général de Doutre est bon, néanmois j'écoule encore beaucoup de sérosité transparente. Craignant que cette sécrétion ne continue à se faire un grand nombre de jours et n'exténue un homme âgé et amaigri, je me décide à injecter à travers les feuillets fibro-séreux que j'avais divisés le long du cordon une cuillerée à soupe de teinture d'iode mêlée à autant d'eau (1). La plus grande partie de ce liquide reflua à l'extérieur; celui qui séjourna dans la tunique fibro-séreuse suscita la fièvre et

(1) Il est probable que si je n'avais pas fait d'injection iodée l'accès de l'air eût changé en trois ou quatre jours la sécrétion séreuse en suppuration qui aurait amené sans accidents l'oblitération du kyste.

une vive inflammation du scrotum. Les accidents inflammatoires persistèrent avec vivacité pendant un septenaire malgré les tisanes, les cataplasmes, les frictions mercurielles; ils s'amendèrent subitement par l'effet d'une hémorrhagie qui se fit à travers l'ouverture de l'eschare. Outre le sang, cette ouverture laisse couler pendant vingt-cinq jours du pus et à plusieurs reprises des fausses membranes. Le 20 septembre elle se ferma complétement; à cette époque le testicule a repris un volume normal, seulement il est dur et affecté de trois bosselures. Je me proposais de suspendre mes visites chez ce sujet lorsque les bosselures que je signale deviennent si sensibles que leur contact avec un corps quelconque fait pousser au malade des cris déchirants. Estimant que si je les mortifie je ferai cesser toute cause d'irritation, je les couvre pendant deux minutes de pâte de Vienne. Ce remède fait éprouver à Doutre, pendant une demi-minute, la même sensation qu'un fer rouge; au bout d'une heure, la cautérisation amène la disparition de toute douleur. La suppuration qui se produisit pour l'élimination des eschares ramena les testicules à leur mollesse physiologique.

(*g*) Kyste de l'ovaire.

Neuvième Observation. — *Kyste énorme de l'ovaire. — Injection iodée. — Application de pâte de Vienne. — Introduction d'une sonde de gros calibre à demeure. — Injections vineuses. — Mort de la malade.* — Les kystes de l'ovaire doivent être classés parmi les kystes glanduleux. Chaque ovaire de la femme renferme une vingtaine de vésicules qui sont le point de départ de l'affection. Quand ces vésicules deviennent le siége de kystes, l'un d'eux finit par remplir presque tout le ventre, tandis que le volume des autres reste entre les dimensions d'une orange et d'une tête d'épingle.

Le plus grand est rempli habituellement de sérosité citrine. Les autres contiennent des matières très-diverses, telles que des liquides noirâtres, rougeâtres, purulents, des substances suifeuses, gélatineuses, des acéphalocystes. Les parois de ces divers kystes ont une structure fibro-séreuse très-accentuée. Elles présentent quelquefois des plaques cartilagineuses et osseuses. Les artères et les veines rampent à la face externe du pédicule ovarique et des kystes. Leur calibre est bien plus considérable qu'à l'état normal. Il est rare qu'il n'existe qu'un seul kyste. Les deux ovaires ne sont jamais atteints simultanément. Voici comment j'ai traité le premier kyste de l'ovaire qui s'est offert à mon observation :

Le 1er avril 1857, je suis appelé en consultation par M. Borens, médecin à Montferrand, chez la femme Frégouville, âgée de 50 ans. Nous constatâmes chez cette malade, à travers ses parois abdominales, une tumeur à surface lisse, molle au toucher, qui produisait par la percussion une matité qu'on ne pouvait pas déplacer comme dans l'ascite. Cette tumeur, d'après les renseignements qui nous furent donnés, avait pris naissance dans la fosse iliaque droite. L'âge de la malade, les seins qui étaient flétris, l'utérus qui n'avait pas éprouvé de modification, nous fit éloigner l'idée de grossesse. Nous diagnostiquâmes un kyste de l'ovaire droit. Son volume est si considérable, que la femme Frégouville est forcée de garder le lit.

Le 2 avril, nous évacuons par la ponction un grand vase de sérosité transparente (environ 12 litres), et nous injectons dans le kyste :

Eau distillée........................	120 gr.
Teinture d'iode......................	60 gr.
Iodure de potassium..................	2 gr.

Ce mélange ne ressortit par le trocart qu'en petite quantité. Toutefois, l'iode commença, au bout de quelques minutes, à être éliminé par les reins à l'état d'acide iodhydrique, fait que je démontre en faisant réagir sur les urines de l'amidon, du chlorate de potasse et de l'acide sulfurique. L'acide sulfurique se combine avec la potasse du chlorate. Le chlore déplacé se substitue à l'iode dans sa combinaison avec l'hydrogène. Enfin, l'iode à son tour se porte sur l'amidon qu'il bleuit.

Notre injection fut suivie de douleurs sourdes dans l'abdomen et d'une fièvre lente caractérisée par la petitesse du pouls, l'augmentation de la chaleur de la peau. Elle n'empêcha pas le kyste de se remplir de nouveau dans l'espace de vingt jours.

Forcés d'évacuer ce second épanchement, nous discutâmes comment nous pourrions l'empêcher de se reformer. L'injection iodée avait été plus nuisible qu'utile. Pouvions-nous mortifier une grande étendue de la paroi abdominale avec la partie du kyste qui lui était subjacente? J'avais souvent remarqué dans ma pratique qu'une grande perte de substance amenait la disparition de kystes très-volumineux. Nous n'osâmes pas recourir à une telle méthode, à cause de l'importance des organes que la poche fibro-séreuse recouvrait. Nous nous arrêtâmes à la suivante. Nous convînmes de produire une inflammation adhésive entre le kyste et les parois abdominales, d'introduire une sonde à demeure du plus gros calibre à travers les parties accolées, et enfin, après avoir évacué la sérosité ou le pus, de pratiquer des injections vineuses comme dans l'hydrocèle.

Le 20 avril, je fais agir, pendant une demi-heure, au-dessous du point que l'on ponctionne dans les hydropisies, un mélange alcalin fraîchement préparé. L'eschare que je fais dans cette séance a un diamètre de cinq centimètres. Le 23 avril, mon honorable confrère coupa, avec le bistouri, les parties mortes, et fit sur la plaie une autre application caustique.

Le 26 avril, nous comprîmes, à l'épaississement que les parois abdominales avaient acquises autour de l'eschare, que le kyste adhérait au feuillet péritonéal qui tapisse le petit oblique, et que l'on pouvait faire une large ouverture sans laisser pénétrer de l'air ou des liquides dans le péritoine. En conséquence, armant ma main droite d'un trocart de gros calibre, je le plonge au centre de la partie mortifiée et donne issue à environ 6 litres de sérosité purulente très-fétide, mêlée à des bulles d'hydrogène sulfuré. Cet écoulement fait, mon confrère injecte dans le kyste un litre de vin rouge préalablement chauffé. Ce liquide fut laissé dix minutes dans la poche fibro-séreuse, et ne fit éprouver à la malade aucune sensation douloureuse. Avant de retirer le trocart, nous faisons glisser, par son canal, une forte sonde de gomme élastique, que nous transperçons au niveau des téguments d'une aiguille à tricoter. L'aiguille, à son tour, est fixée aux parois abdominales par des bandelettes de sparadrap.

Le 16 mai, quinze jours après l'injection vineuse, le ventre ne s'était pas tuméfié. M. Borens renouvelle l'injection vineuse pour tarir une petite quantité de sérosité que le kyste sécrète encore. Je cesse de visiter cette malade.

Août 1857. — M. Borens, qui vient chez moi, m'apprend que la femme Frégouville vaque à son travail, et se rend parfois au village de Montferrand, éloigné de deux kilomètres de son domicile. Il considère cette femme comme guérie. Son kyste ne sécrète plus tous les jours que deux cuillerées à soupe de mucus diffluent. Le mari Frégouville pratique des injections vineuses pour tarir complétement cette exudation. Persuadé à ce récit que la guérison du kyste est définitive, je m'empresse de publier cette observation curieuse dans le *Journal des connaissances médicales pratiques*.

Octobre 1857. — Mon confrère m'écrit que les injections vineuses faites par le mari Frégouville, à des intervalles trop rapprochés, ont fini par amener une péritonite chronique, à laquelle la femme Frégouville a succombé; il m'invite à assister à l'autopsie.

A l'ouverture de l'abdomen, nous notons les signes d'une péritonite chronique. Un grand nombre d'anses intestinales sont accolées par leurs feuillets séreux. En déchirant les fausses membranes qui les unissent, nous rencontrons de très-petits foyers de pus épais qui laissent, lorsque leur partie aqueuse est résorbée, des résidus ressemblant à des fausses membranes. Le kyste, de son côté, a subi des changements profonds. Sa capacité, qui au début du traitement était d'environ douze litres, est réduite à un litre. Sa tunique interne, de nature séreuse, a acquis la structure veloutée d'une muqueuse. Elle est de couleur noire, parce qu'elle s'est fortement imprégnée de la matière colorante du vin. Cette tunique muqueuse est doublée d'une tunique musculeuse bien accentuée, susceptible par ses vertus contractiles de vider le contenu liquide de la poche. Enfin, à la tunique musculeuse succède une tunique fibreuse qui aboutit à un pédicule auquel sont attachés de petits kystes.

Tels furent les faits que nous révéla l'autopsie. J'ignore si la simple ouverture du kyste par la pâte de Vienne et l'entrée de l'air dans sa cavité eût amené d'aussi grandes modifications de capacité. Je présume fortement que nous aurions prolongé la vie à la femme Frégouville un grand nombre d'années si nous avions borné les injections irritantes à deux ou trois, attendu que le liquide que son kyste secrétait toutes les vingt-quatres heures, avec ou sans injection, ne dépassait pas deux cuillerées à soupe.

CHAPITRE III.

Application des caustiques alcalins sur les loupes, — les méliceris, — les lipômes, — les verrues.

L'emploi des caustiques hyposthénisants rend la guérison des loupes, des méliceris, des lipômes, des verrues, si facile, que je ne doute pas que les praticiens n'adoptent mon procédé aussitôt qu'ils le connaîtront.

On donne le nom de loupes aux follicules sébacés de la tête qui par l'effet de l'oblitération de leur orifice, s'hypertrophient et se remplissent d'une matière grasse, dure, que l'on a comparée à du suif (steatôme). Les sébacées des régions autres que la tête, qui augmentent de volume par la fermeture de leur goulot, ont reçu les dénominations de méliceris et d'athérôme. Dans le premier cas, elles sécrètent une matière jaunâtre, visqueuse; et, dans le second, grumelée.

Les loupes sont, à leur origine, contenues dans des follicules très-petits, qui adhèrent peu aux tissus du voisinage. Je les énuclée alors avec la plus grande facilité avec leurs enveloppes folliculeuses. Lorsque le corps suifeux a acquis de fortes dimensions, je l'ôte partiellement avant d'entraîner sa capsule, qui est devenue très-adhérente aux parties qui l'environnent.

Les loupes ne constituent pas seulement des difformités. Gênées dans leur accroissement par la résistance que leur oppose le cuir chevelu, elles font résorber, nécrosent ou carient la lame osseuse avec laquelle elles sont en rapport.

L'étude des loupes m'a convaincu qu'elles peuvent : 1° demeurer stationnaires; 2° s'enflammer et se détacher; 3° que leur matière suifeuse est susceptible de se résorber, tandis que leur coque se transforme en kyste.

Les loupes ne sont pas toujours uniloculaires; il arrive quelque fois que des follicules juxtaposés forment, en s'hypertrophiant, une tumeur multiloculaire, que j'ai vu confondre par des professeurs d'école avec les tumeurs encéphaloïdes. Les modes de traitement que les auteurs conseillent contre les loupes sont la ligature, l'incision, l'extirpation, la cautérisation. Les trois premiers procédés provoquent des douleurs, des phlegmons et des érysipèles.

La cautérisation indiquée dans les livres consiste à appliquer sur la loupe une traînée de potasse, qui la parcourt dans toute l'étendue de son grand diamètre. Ce genre de traitement est très-long. J'ai vu des loupes attaquées de la sorte ne pas être éliminées dans l'espace d'un mois. L'observation qui suit montrera comment j'ai modifié le traitement de la cautérisation.

Première Observation. — Madame veuve X..., âgée de 40 ans, riche de plusieurs millions de fortune, au teint verdâtre des chlorotiques, a été opérée de deux loupes de la tête par le professeur Estevenet, de Toulouse. Ce chirurgien de grande réputation, en faisant sur les tumeurs des incisions cruciales, a produit de si fortes douleurs et des hémorrhagies si abondantes, que madame veuve X..., qui avait encore sept loupes à la tête, était résolue de les garder indéfiniment, lorsqu'elle apprit, le 25 avril 1860, que dans un voyage que j'ai effectué à Toulouse, j'ai débarrassé une servante de cinq loupes semblables aux siennes, sans provoquer de douleur ni d'écoulement de sang. Le 1er mai, elle fait atteler son équipage et vint à l'Isle se faire appliquer ma méthode. Je fais, avec la pâte de Vienne, sur sa plus forte loupe, une eschare de la grandeur d'une pièce de 1 franc. Je me disposais à extraire la loupe par la partie cautérisée, lorsque voyant dans ma main un bistouri, elle se refusa obstinément à son emploi à cause du souvenir de l'opération Estévenet, et retourne à Toulouse avec sa tumeur. Le 1er juin, un mois après l'application de mon caustique, madame X... m'écrit de vouloir bien me rendre à son hôtel, pour soumettre à mon examen les effets de mon remède. A mon arrivée, je vois que la portion de loupe qui a été escharifiée s'est détachée, mais que la portion qui n'a pas été désorganisée par le caustique est fortement unie à la tête. L'ayant énucléée sans douleur, madame X... me permet d'appliquer en entier mon procédé aux autres tumeurs. En cinq minutes, je fais avec la pâte de Vienne, sur les six loupes qui restent encore, six petites eschares que je coupe avec le bistouri. Les plus petites loupes sortent avec facilité à travers les ouvertures que j'ai pratiquées. Pour faciliter l'issue des plus grandes, sans agrandir les solutions de continuité, j'extrais d'abord une partie du contenu du kyste, puis j'entraîne ce dernier sans douleur et hémorrhagie avec son reste de corps suifeux. Mon pansement se résume à fermer les trous des eschares avec six petites rondelles d'amadou.

A la suite de l'opération Estévenet, Mme X... fut soumise à l'usage du bouillon pendant huit jours. Mon extraction ne troubla aucune de ses habitudes. La guérison était radicale au bout de trois septenaires.

DEUXIÈME OBSERVATION. — *Loupes conglomérées; nécrose de la lame externe de l'os occipital.* — Mme G..., âgée de quarante ans, femme d'un négociant de Toulouse, a, sur la partie moyenne de l'os occipital, une forte tumeur bosselée un peu molle. Elle est le siége d'élancements, principalement lorsque le traversin du lit la comprime. Deux médecins et deux chirurgiens de réputation, à l'examen desquels elle est soumise, la croient de nature encéphaloïde, et ne sont pas d'avis de l'opérer. Mme J... vient alors à Lisle. J'attribue les cinq bosselures de sa tumeur à cinq loupes agglomérées que je propose de détacher sur-le-champ sans douleur ni déperdition de sang, ce qui est accepté. Je fais avec le caustique Filhos cinq petites eschares à travers lesquelles je retire les corps suifeux avec leurs capsules. Dans l'excavation creusée par la plus grosse loupe, je trouvai deux osselets, semblables à deux grains de blé, indice que la face externe de l'os occipital est cariée. Les plaies qui résultent de mes cautérisations se cicatrisèrent en peu de jours, à l'exception du lieu où séjournaient les esquilles. L'os occipital à ce niveau devient le point de départ d'un trajet fistuleux très-étroit, qui laisse couler toutes les vingt-quatre heures une goutte de pus.

II. *Méliceris.* — Les tumeurs mélicériques sont produites, comme je l'ai déjà énoncé, par la rétention de la matière que les glandes sébacées sécrètent dans les régions où la peau est fine. L'oblitération du follicule est donc encore nécessaire pour le développement de ce genre d'affection.

Le sac fibro-séreux du méliceris est incomparablement plus mince que celui des loupes. La tunique fibreuse qui double la séreuse, n'est formée que par quelques fibres très-clair semées.

Troisième Observation. — La fille Lévignac, âgée de 20 ans, est affectée depuis un an, au centre de la joue gauche, d'une tumeur sous-cutanée bien circonscrite du volume d'un œuf de pigeon. Elle est plus molle qu'une loupe et s'est développée lentement; on ne voit pas à sa surface de dépression ou de point noirâtre qui indique le lieu du goulot oblitéré d'une glande sébacée.

La délimitation de la tumeur fait penser à un kyste hématique, mais les kystes accidentels se forment difficilement sous la peau de la joue à cause de sa forte adhérence aux tissus profonds. D'ailleurs la malade n'a jamais reçu de coup.

L'idée d'une collection purulente doit être rejetée. Elle eût provoqué pendant son développement de la fièvre ou de la douleur. Elle ne serait pas aussi bien circonscrite que dans ce cas et n'offrirait pas cette élasticité franche qui indique l'existence d'une gaîne fibreuse.

Les caractères de la tuméfaction peuvent être appliqués au méliceris. Je fais à sa surface une petite eschare au moyen de laquelle j'extrais des grumeaux jaunâtres caractéristiques du méliceris. Je saisis ensuite avec des pinces, sur les bords de mon ouverture, le kyste et le retire comme une mince pelure d'oignon. Ce décollement permet aux parois opposées de la cavité de se cicatriser par première intention. L'eschare en tombant ne laisse pas de tissu cicatriciel apparent.

III. *Lipômes.* — Les lipômes sont des tumeurs graisseuses résultant de l'hypertrophie circonscrite du tissu cellulo-adipeux. Ils peuvent acquérir des volumes énormes, et malgré la légèreté spécifique de la graisse peser plusieurs kilogrammes.

Leur structure est la suivante : Le tissu adipeux est renfermé dans une grande cellule de nature cellulo-fibreuse qui se continue par sa face externe avec le système cellulo-fibreux des parties environnantes, tandis que par sa face interne elle projette de fines lamelles qui divisent la masse adipeuse en lobules. Quelques auteurs ont désigné à tort les tumeurs que je décris du nom de fibro-graisseuses. Dans les vraies tumeurs fibro-adipeuses, ce système fibreux est bien plus accentué et ne constitue pas seulement des alvéoles, mais plus particulièrement de longs faisceaux dans l'intervalle desquels est interposé la graisse. Les lipômes ont, comme les polypes muqueux, un petit système vasculaire étalé sur la capsule d'enveloppe. Ils ne sont ni durs ni pâteux au toucher; et font éprouver la sensation d'un corps globuleux. La peau qui les recouvre est normale, on peut lui faire exécuter des glissements. Les chirurgiens leur appliquent quatre procédés opératoires :

1° *Extirpation.* — Ils pratiquent à la peau une incision simple, en T, ou cruciale. Je reproche à ce procédé d'être douloureux, d'effrayer les malades, de déterminer des hémorrhagies qui gênent l'opérateur;

2° *Cautérisation.* — Ils introduisent dans la masse adipeuse des fragments de potasse caustique. Cette méthode agit très-lentement et n'est pas applicable aux tumeurs volumineuses;

3° *Ligature.* — On jette autour du pédicule des lipômes pédiculés un lien de métal, de lin ou de soie qui intercepte la circulation du sang et amène la mortification de la tumeur. La ligature provoque des douleurs vives et des érysipèles fort dangereux;

4° *Amputation.* — On coupe le pédicule avec le bistouri et on lie les artères.

Les ligatures sont une cause d'irritation dans la plaie, et réclament le concours d'un confrère que le client rural se refuse d'appeler dans un but d'économie.

Les procédés que j'ai imaginé sont les suivants : Si le lipôme s'insère par une large base, je fais à la peau qui le revêt une eschare qui permette, lorsqu'elle aura été coupée, l'extraction facile du corps adipeux et l'application exacte des téguments sur la solution de continuité.

La cautérisation de la peau par les alcalis rend ses artères et ses veines apparentes. Au niveau de ces vaisseaux j'incise l'eschare avec un cautère rougi à blanc.

Le lipome se laisse décoller sous la peau avec l'index. A sa base, il est relié aux parties par des prolongements fibreux que j'incise quand ils ne servent pas de support à des artères et que je déchire dans le cas contraire.

Le lipome extrait, je coupe avec des ciseaux la presque totalité de l'eschare et je rapproche les deux bords de la boutonnière cutanée avec un bandage. Si le lipome est pédiculé, je cautérise d'abord le pédicule avec le caustique filhos, puis je le tranche avec des ciseaux rougis à blanc.

Quatrième Observation. — Le 10 décembre 1870, je suis mandé par mon ami le docteur Esparbès, de Lévignac, pour enlever une tumeur du volume d'une orange à un tisserand du village de Montégut.

Arrivé auprès du malade, je remarque que la tumeur, de forme conoïde, commence vers le milieu de l'aine droite, et se termine à l'épine iliaque supérieure. La peau qui la couvre glisse facilement sur elle et n'a pas subi d'altération. Saisie à pleine main, elle fait naître en nous l'idée d'un corps lobulé mou. Comprimée à sa base, nous ne trouvons pas qu'elle se continue vers la cavité abdominale. Nous diagnostiquons un lipome.

Je fais à la partie externe de cette tumeur avec un de mes mélanges alcalins une eschare de six centimètres de long sur deux de large, que j'incise avec le bistouri dans les points où elle est dénuée d'artères et de veines, et avec des fers rouges dans le lieu où ces vaisseaux sont apparents. Ces sections faites, le kyste d'un lipome se montre à nos regards, je le détache aisément de la couche cutanée. Arrivé à la base de la tumeur, le doigt et la soude canelée ne peuvent pas détruire les liens fibreux qui la relient à l'aine. Je tends fortement ces liens en faisant sortir le lipome par la boutonnière de la peau et je les divise en prenant la précaution de ne couper aucune artère.

Le lipome détaché, j'excise l'eschare de la peau et mets sur les lèvres rapprochées de la plaie un plumasseau de charpie, puis un bandage triangulaire.

Pendant l'opération il ne s'est pas écoulé une goutte de sang. Quand elle a été terminée, les capillaires invisibles à l'œil en ont fourni une cuillerée à soupe en se rétractant.

Le sujet n'a ressenti aucune douleur de mon procédé opératoire. La guérison était définitive au bout de quinze jours.

Cinquième Observation. — Dinze, âgé de 65 ans, tisserand du village de Marestang, a, au cou, sur le trajet d'une carotide, un lipome de la grosseur d'une forte noisette. Un forgeron tente, en août 1871, de le débarrasser de sa tumeur en liant son pédicule avec un cordonnet de lin. Il n'aboutit qu'à susciter de vives douleurs et une abondante hémorrhagie. De mon côté je promène sur le même pédicule un crayon de caustique filhos, puis je le coupe avec un fer rougi à blanc. Ma section n'est pas suivie d'écoulement de sang. La guérison de la plaie se fit en peu de jours.

IV. *Verrues.* — Les verrues proprement dites n'ont pas toujours une structure identique. Dans plusieurs cas je les ai trouvées uniquement composées d'un épiderme épaissi; dans d'autres j'ai trouvé sous la tumeur épidermique les papilles et le chorion hypertrophiés. On a appliqué aux verrues cinq modes de traitement:

1° La ligature avec un fil de soie ou de lin ciré quand elles ont un pédicule;

2° L'arrachement avec les lèvres et les dents;

3° L'excision avec un bistouri;

4° L'extirpation. (On circonscrit la verrue par deux incisions elliptiques et on coupe sa base avec des ciseaux courbes);

5° Cautérisation. (On la pratique avec de petits cautères rougis à blanc, l'acide nitrique ou la potasse.)

Pour les verrues qui ne contiennent que de l'épiderme, un excellent moyen est de les brûler avec une tête d'épingle rougie à la flamme d'une lampe à alcool; si les papilles et le derme sont également hypertrophiés, j'ai recours au caustique Filhos fraîchement préparé.

Huitième Observation. — Mme Auger, de l'Isle-Jourdain, m'appelle, le 2 août 1875, pour que je la débarrasse de nombreuses verrues éparses sur le dos de sa main droite. Je cautérise la plus forte avec une tête d'épingle rougie au feu. Après huit jours d'attente je m'aperçois que les papilles et le chorion sécrètent une nouvelle verrue; je l'attaque alors avec le caustique Filhos. En neuf minutes je la réduis en bouillie; je couvre la partie cautérisée d'amadou et me retire en annonçant que je poursuivrai la cure dans peu de jours. Le 15 août je retourne chez Mme Auger, je la trouve débarrassée de toutes ses verrues qu'elle a elle-même guéries avec ma pierre que j'avais abandonnée dans une soucoupe.

CHAPITRE IV

OBSERVATIONS

Panaris. — Phlegmans diffus. — Furoncles. — Infiltration du bras produit par une gangrène spontanée de la main. — Emphysème général consécutif à la déchirure d'un poumon par une côte fracturée. — Fragment d'aiguille caché dans l'éminence thénard d'une main. — Gerçure d'une lèvre inférieure traités par les caustiques alcalins.

J'utilise encore la vertu qu'ont les alcalis de cautériser sans susciter d'inflammation pour faire avorter des phlegmasies, vider des abcès, faciliter la sortie de liquides, de gaz, de corps étrangers retenus dans l'épaisseur de nos tissus.

Le panaris (παρὰ ὄνυξ, auprès de l'ongle) est l'inflammation des doigts; lorsqu'elle siége sur les papilles l'épiderme est soulevé sous forme de phlycténes; sous la peau la phlegmasie est diffuse et s'étend à toute la circonférence du doigt. Située dans la coulisse fibro-séreuse du fléchisseur superficiel, elle remonte avec facilité dans l'avant-bras et peut passer dans la coulisse des autres muscles; si elle débute autour des os des phalanges, le périoste, par ses adhérences, la circonscrit presque toujours sur une petite surface.

Dans les deux premières variétés les sangsues, l'onguent mercuriel, les cataplasmes émollients peuvent résoudre la maladie; dans les deux dernières les topiques produisent peu d'effets, aussi les auteurs conseillent-ils de faire une incision au début de l'inflammation pour empêcher la formation du pus. Chez mes clients je substitue à l'incision, qui est douloureuse et effraie, la cautérisation avec les alcalis qui est bien plus facilement acceptée et donne d'excellents résultats.

Première Observation. — François, âgé de 25 ans, tailleur

dans la ville de Cadours (Haute-Garonne), se contusionna, le 1er septembre 1872, la face palmaire de la main droite en se livrant, dans le domaine de Bazeillac, aux travaux des champs. Dans le cours de la nuit la région blessée devint le siége d'élancements violents; le 2 septembre cet homme se présente à ma consultation. Je recherche le lieu précis d'où part sa douleur et le trouve sur la main un peu au-dessus du doigt médius, en face de la coulisse du fléchisseur moyen.

Persuadé que si je ne détruis pas ce point douloureux l'inflammation suivra son cours et s'étendra peut-être au bras, je n'hésite pas à faire à son niveau, avec le caustique Filhos, en présence de M. Martres, étudiant en médecine, et de nombreux assistants, une eschare, peu étendue en surface, qui comprend toute l'épaisseur de la peau. L'ayant incisée, je demande au sujet si je suis arrivé à l'endroit où naissent les élancements, il me répond qu'il est situé plus profondément. Je fais au fond de la plaie une seconde eschare qui mortifie légèrement la coulisse du muscle fléchisseur moyen; à peine l'ai-je divisée avec le bistouri que les élancements cessent d'une manière définitive. Je recommande à François de maintenir des cataplasmes émollients sur sa main et de revenir dans quelques jours. Je le revois dans le cours de septembre; mon traitement a suspendu le cours de son inflammation et le jeu de son doigt médius est conservé.

Le phlegmon diffus est une phlegmasie caractérisée par la tendance à envahir une grande étendue de couches celluleuses et à éteindre leur vitalité. L'empoisonnement du sang par des agents septiques ou des causes locales telles qu'écorchure, abcès, irritation des vêtements, etc., peuvent le provoquer. Dans le premier cas sa gravité est extrême quel que soit le traitement employé.

Lorsque l'affection a une forme franchement inflammatoire, les chirurgiens recouvrent la région enflammée de nombreuses sangsues. Béclard pratiquait sur les points œdématiés de longues incisions; Duncan les ponctionnait avec une lancette pour les dégorger. J'ai remplacé les méthodes barbares de Béclard et de Duncan par le traitement suivant:

Je n'applique des sangsues, au début du phlegmon, que si l'inflammation est très-accentuée; immédiatement après les sangsues, je fais, avec une de mes pierres alcalines sur la peau œdématiée, une ou plusieurs eschares que je fends jusqu'au tissu cellulaire infiltré; par ce procédé j'éteins parfois le stimulus phlegmoneux en faisant rejeter de la sérosité altérée; je couvre ensuite toute la région de cataplasmes de mie de pain et de farine de graine de lin. Si l'inflammation poursuit ses périodes sous les cataplasmes, je fais de nouveau usage de pâtes caustiques pour ouvrir les collections purulentes.

Deuxième Observation. — Bernis, du village d'Empau (Haute-Garonne), âgé de 15 ans, éprouva, le 14 mars 1866, en labourant, un violent frisson suivi de fièvre et d'une inflammation de la jambe droite qui le force à s'aliter. M. Saint-Laurent, son médecin, fait appliquer sur la région enflammée dix sangsues et des cataplasmes émollients.

Appelé en consultation, le 17 mars, trois jours après le début de l'inflammation, je remarque que toute la jambe est douloureuse, d'un rouge peu marqué (*sub rubrum*), très-empâté vers les malléoles; à la cuisse, l'engorgement de date plus récente ne s'accompagne pas encore d'empâtement. Le pouls est fréquent, la peau chaude, la langue saburale, le ventre tendu, il existe de la constipation; mon confrère me propose de faire, à la manière de Béclard, une longue incision dans le voisinage de la malléole externe. A la vue de son instrument, le jeune malade pousse des cris violents et s'oppose de toutes ses forces à une semblable opération.

Je dis à mon tour à l'enfant que je vais mettre sur sa jambe un petit emplâtre maturatif, application à laquelle il consent. Deux minutes me suffisent pour faire sur le tiers-inférieur de la jambe, avec une de mes pierres alcalines réduite en poudre, une eschare de trois centimètres de long sur un centimètre de large que je fends jusqu'au tissu cellulaire sous-cutané. Mon incision, que je recouvre d'un cataplasme, ne donna issue qu'à de la sérosité jaunâtre.

Deux jours après mon application caustique je visite le malade avec mon honorable confrère; nous trouvons l'empâtement disparu à la partie inférieure de la jambe. A quelques centimètres au-dessous de la rotule où je n'avais pas fait d'application caustique il s'est formé une collection purulente qui a provoqué, les deux dernières nuits, un frisson suivi d'un redoublement dans la fièvre. (*Circa generationem puris dolores, et febras, notabilius accidunt quam isto soluto.*) (*Hip.*) Je fais, avec un de mes crayons caustiques, sur le point culminant du foyer, une eschare au moyen de laquelle j'évacue sans douleur beaucoup de pus et des fragments de tissu cellulaire. Après cet écoulement la guérison s'effectue avec rapidité.

Troisième Observation — Lamarque, âgé de 58 ans, propriétaire dans le village d'Endoufielle, s'adresse, à chaque nouvelle maladie, à un nouveau docteur. Le 1er avril 1866 il m'appelle à mon tour pour un abcès prérotulien que je perce.

Deux jours après je suis rappelé et m'aperçois que l'inflammation primitivement localisée à la partie antérieure du genou s'est portée sur la cuisse et la jambe. Ces deux régions présentent de l'empâtement et une injection bleuâtre que je ne dois pas confondre avec la rougeur rubanée de l'angioleucite qui se termine à des ganglions avec la phlébite caractérisée par un cordon résistant, avec les plaques de l'érésypèle qui sont d'un rouge aussi foncé à leur circonférence qu'à leur partie centrale. Les journaux de médecine prônaient, à l'époque où je soignais Lamarque, les enduits de collodion pour éteindre les inflammations à leur début. Voulant apprécier par moi-même leur valeur thérapeutique, je badigeonne toute la jambe et la cuisse de ce remède et applique sur le collodion desséché une bande roulée pour favoriser, par la compression, le travail résolutif.

Le 7 avril je remarquai que le collodion avait été impuissant pour enrayer le travail inflammatoire et que deux collections de pus s'étaient formées aux deux côtés du genou au-dessous de l'aponévrose qui couvre les muscles de la cuisse; je fis sur les deux points fluctuents une petite eschare à travers laquelle je retirai beaucoup de pus. Ayant introduit dans les deux solutions de continuité un stylet mousse, je me convainquis que les muscles étaient comme disséqués sur tout le tiers-inférieur de la cuisse, ce qui me détermina à étendre de quatre centimètres, dans le sens vertical, mes deux eschares et mes deux incisions primitives.

J'allai voir Lamarque tous les jours jusqu'au 5 mai. Lorsque je voulais faire une incision de 4 ou 5 centimètres de long, j'introduisais par une petite eschare un stylet boutonné, au moyen duquel je soulevais les parties décollées, et si je n'y sentais pas avec mon doigt de pulsation artérielle, je la couvrais d'une longue traînée de pâte caustique, puis je fendais l'eschare. Par une semblable méthode, le malade, qui était très-affaibli, ne perdait pas une goutte de sang; les lèvres de la plaie n'avaient aucune tendance à se réunir et donnaient une issue facile au pus et à de nombreux lambeaux de tissu cellulo-adipeux. — Je provoquais si peu de douleur, que les assistants et le malade lui-même me demandèrent si mon caustique n'était pas le chloroforme. Au trente-cinquième jour du traitement, la guérison était obtenue. La jambe et la cuisse présentaient à cette époque environ trente cicatrices. Les principales ne dépassaient pas cinq centimètres d'étendue ; les plus petites, qui sont les plus nombreuses, ont un ou deux centimètres.

Le furoncle et l'anthrax sont des tuméfactions inflammatoires du tissu cellulo-graisseux des aréoles du derme. Abandonnées à elles-mêmes, elles se terminent par suppuration et laissent échapper avec du pus une fausse membrane que l'on appelle bourbillon.

Un régime excitant, les préparations iodurées, les sels de potasse, une irritation mécanique, le diabète, donnent souvent naissance aux furoncles.

Parmi les moyens internes que l'on prescrit pour les empêcher de se multiplier, les meilleurs sont les purgatifs.

Les auteurs conseillent à toutes les périodes de la maladie, pour l'abréger, des incisions simples, cruciales ou étoilées. Les incisions diminuent la tension des tissus enflammés, tandis que les caustiques alcalins éteignent l'inflammation en mortifiant les paquets adipo-graisseux qui sécrètent le bourbillon.

Quatrième Observation. — M. Cesteré, propriétaire, âgé de 40 ans, d'une constitution robuste, a, depuis huit jours, à la région rénale, un furoncle du volume d'un œuf de poule qui l'empêche de goûter un instant de repos. Mandé, je fais avec la pâte de Vienne, à la partie culminante de la tumeur, une eschare de la grandeur d'une pièce de 2 francs que je coupe à sa circonférence (1). Mon pansement se borne à l'application d'un cataplasme. A peine était-il apposé, que M. Cestéré se couche sans douleur. Le lendemain, l'inflammation était éteinte ; j'ôte le bourbillon. Dès ce moment, la plaie marche rapidement vers la cicatrisation.

Gangrène du diabète non sucré. — La gangrène spontanée se lie à l'âge, la misère, les aliments, un affaiblissement du cœur, à une lésion artérielle (artérite ou dégénérescence calcaire), à l'altération du sang par le diabète sucré et non sucré. Voici l'observation d'une gangrène polydipsique combattue par l'application des caustiques alcalins et un bon régime.

Cinquième Observation. — Mme Roland du Duguet, âgée de 68 ans, me consulte en 1872 pour un sentiment de soif qui se manifeste plus fréquemment qu'à la période moyenne de la vie.

(1) Au début et au déclin de l'inflammation furonculeuse, l'application des caustiques est peu douloureuse. A la période d'acuité où la sensibilité est surexcitée, leur contact développe pendant quelques secondes une vive douleur.

Avant de prescrire des médicaments, j'examine les urines que je trouve claires et décolorées. Leur analyse répétée trois fois dans l'espace de vingt jours par le sous-nitrate de bismuth, le carbonate de soude et l'eau distillée (réactif de Boetger), me démontre qu'elles ne renferment pas du sucre et que j'ai à traiter la polydipsie, maladie qui jette comme la glucosurie les sujets qui en sont affectés dans un grand affaiblissement. Je prescris un régime très-tonique consistant en viandes grillées peu cuites, œufs, bons potages, vin coupé d'eau de Vals. La malade, qui ne comprend pas l'importance de mes conseils, continue à s'alimenter avec les produits de sa propriété.

Le 2 avril 1873, un an après les prescriptions que je viens de faire connaître, Roland fils me prie d'aller visiter sa mère qu'il croit affectée d'une paralysie du bras droit. Arrivé au Duguet, je ne trouve pas de paralysie mais une gangrène humide. La main droite a perdu, le jour qui a précédé ma venue, son calorique par la stase du sang dans les deux arcades artérielles de la main et est devenue noire comme de l'encre. Le pouls de l'artère radiale se sent encore ; l'avant-bras est tuméfié et violacé ; ses veines sont applaties comme si elles étaient vides de sang.

L'état général n'est pas très-mauvais, il existe un peu de fièvre ; les deux jambes sont infiltrées.

Je me mis à réfléchir sur le traitement que je devais appliquer. Les médecins partisans de l'amputation immédiate dans la gangrène humide spontanée, invoquent pour agir les raisons suivantes : La gangrène est un foyer d'infection qui engendre la gangrène. La continuité est dangereuse à la manière de l'érésypèle. En temporisant, on se laisse enlever le champ où l'on peut agir.

Les praticiens qui veulent attendre sa délimitation font valoir que la gangrène étant de cause interne, on ne peut pas choisir le lieu où il faut opérer, parce qu'on ignore jusqu'où s'étendra l'action mortificatrice. Je résolus, pour venir en aide à cette malheureuse, d'enlever tous les tissus mortifiés et de stimuler l'avant-bras pendant que je le dégorgerai par l'application des caustiques alcalins.

A cette première visite je décharnai les cinq doigts où toute circulation avait cessé. Je fis ensuite à la partie antérieure de l'avant-bras une eschare de cinq centimètres de long sur deux de large, que je divisai jusque sous l'aponévrose. La malade souffrit très-peu de mon application de pâte de Vienne. Le membre fut enveloppé dans un grand cataplasme de mie de pain, de vin et d'eau-de-vie. Comme régime, je prescrivis du bouillon mêlé de jus de bœuf.

Second jour. — La gangrène est demeurée stationnaire, la tuméfaction pourprée s'est propagée de l'avant-bras à l'épaule ; je ne sens plus les battements de l'artère radiale. Les tissus ont pris de la consistance autour de l'eschare qui a laissé couler une sérosité corrompue. Je désarticule les cinq doigts et coupe pendant une heure des chairs mortes. Les tissus en putréfaction que je n'enlève pas sont saupoudrés d'un mélange de calamus aromaticus, de poudre de kina et de chlorure de chaux. — Je continue à dégorger l'avant-bras en pratiquant le long de son bord radial et cubital deux grandes eschares que j'incise jusqu'au tissu cellulaire souscutané.

Troisième jour. — L'état de la main n'a pas empiré. A l'avant-bras, les muscles ont acquis de la consistance autour des eschares. Je fais à sa face dorsale une quatrième eschare que j'incise. Tout le membre est enveloppé d'un cataplasme de mie de pain, de vin et d'eau-de-vie.

Cinquième jour. — La sécrétion de pus m'indique que la gangrène se limite un peu au-dessous des articulations carpo-métacarpiennes. Je finis de couper les muscles et les tendons gangrénés qui adhèrent au tissu vivant. Je permets des aliments solides.

20 Avril. — Le moignon de la main bourgeonne avec une grande vigueur. Je tente de scier les métacarpiens décharnés ; le mouvement de la scie suscite des douleurs si atroces le long du bras, que je suis obligé de renoncer à ce mode opératoire. Je badigeonne les os nécrosés avec l'acide sulfurique et recommande à Roland fils de répéter cette opération pendant plusieurs jours consécutifs.

25 Avril. — J'excise avec une grande facilité à coups de ciseaux les métacarpiens ramollis par l'acide sulfurique. Les bouts de ces os qui restent articulés avec le trapèze, le trapézoïde, le grand os, l'os crochu, laissent couler quelques gouttes de sang. Les jambes que l'on a frictionnées avec un mélange de teinture d'iode et d'eau-de-vie se sont dégorgées. Je ne vais plus voir cette malade, dont l'état est bien amélioré, qu'à de longs intervalles.

Août. — Le moignon de la main qui était si volumineux en avril, s'est bien rapetissé en suppurant ; il est actuellement cicatrisé. Mme Roland jouit désormais d'une bonne santé jusqu'à la fin de l'année 1876, époque où elle succombe à une hémorrhagie cérébrale.

Sixième observation. — *Application de pâte de Vienne au niveau d'une côte fracturée pour combattre un emphysème de tout le corps produit par la déchirure d'un poumon.* — Turle, âgé de

65 ans, d'un tempéramment sec, aiguillonne, le 11 août 1873, un de ses bœufs qui dépique du blé sur son aire. L'animal se retourne et donne un violent coup de tête à l'extrémité de l'aiguillade. Celle-ci, repoussée en arrière, frappe le thorax de Turle à trois centimètres en dehors du mamelon droit. Appelé trois heures après l'accident, je notai : 1° Une echymose arrondie sur l'endroit frappé au niveau de laquelle je sens par le palper la troisième côte fracturée; 2° un emphysème considérable des parois thoraciques, indice que la côte en se fracturant a déchiré le poumon ; 3° l'impossibilité d'entendre par l'auscultation le murmure respiratoire du poumon lésé; 4° une grande sonorité de la moitié droite du thorax en le percutant.

J'applique aux deux extrémités de la côte fracturée, comme le recommande Boyer, des compresses verticales épaisses; j'étends dans les points intermédiaires un mouchoir trempé dans l'eau salée ; enfin la poitrine est serrée par une serviette. Comme régime, je ne permets que de la tisane de mauve et du bouillon.

Vendredi 12 août. — L'air, malgré mon appareil, a continué de s'infiltrer dans le tissu cellulaire et arrive jusqu'aux mains et aux pieds. Le thorax, le cou et les paupières sont extrêmement ballonées. La respiration, malgré l'absence de tout épanchement liquide dans les plèvres, ne s'effectue pas librement. La peau est chaude, le pouls fréquent. La compresse graduée mise le long de la colonne vertébrale a beaucoup fatigué le sujet. Je pratique une saignée et ne conserve de mon premier bandage que le mouchoir trempé dans l'eau salée et la serviette. La diète fut continuée.

Samedi, 13 août. — L'Emphysème et la gêne de la respiration se sont accrues. J'estime que pour être de quelque utilité à ce malade, je dois faire au niveau de la côte fracturée une large ouverture qui permette à l'air fourni par la déchirure du poumon de s'échapper à l'extérieur ; je prie la famille de Turle de m'adjoindre le docteur Marsolan. Vers les quatre heures de l'après-dîner, je me rends pour la seconde fois chez le malade avec mon honorable confrère qui me conseille d'opérer sans délai. Je fais avec la pâte de Vienne sur la région contusionnée une eschare de deux centimètres carrés que j'incise avec une couche épaisse de tissus emphysémateux sous-jacents. Le malade ne souffre pas de mon application caustique et de mes incisions ; il est saisi d'une grande frayeur lorsque, pressant la poitrine, je fais sortir par l'ouverture, de l'air avec un grand sifflement. Pour m'assurer que la plaie du thorax est en communication avec la plaie du poumon, j'ordonne à Turle de tousser. Or, pendant que la cage thoracique et les poumons se contractent pour produire le phénomène de la toux, l'air expiré soulève rapidement en forme de mamelle de femme les muscles pectoraux et repousse ma main que je place en face du trou de l'eschare. Assurés par cette expérience que l'air fourni par le poumon blessé est en rapport avec l'atmosphère, nous serrons la poitrine avec un bandage et nous nous retirons en recommandant à la famille de n'administrer, dans le cours de la nuit, que de la tisane.

Dimanche 14 août. — Le malade a passé pour la première fois, depuis son accident, une bonne nuit. Sa fièvre a bien diminué, la plèvre qui enveloppe le poumon lésé n'interpose plus une couche suffisante d'air pour empêcher de percevoir le murmure respiratoire. L'air, en s'échappant du poumon pendant la toux, soulève comme la veille les parois thoraciques. Je permets du bouillon, du jus de viande et un peu de vin. La serviette est maintenue autour du thorax.

Lundi 15 août. — Il n'y a plus de fièvre ; l'emphysème du tissu cellulaire s'affaiblit et l'air ne sort plus de la poitrine pendant le phénomène de la toux, d'où je conclus que la déchirure du poumon s'est cicatrisée. Je prescris des aliments et ne vais plus voir ce malade qu'à de longs intervalles.

31 août. — La plaie pratiquée à la poitrine de Turle est oblitérée par des bourgeons charnus. Je considère cet homme qui garde ses troupeaux comme guéri ; je maintiens néanmoins pendant quinze jours encore une serviette autour de sa poitrine pour que la soudure de sa côte se consolide.

Septième Observation. — *Fragment d'aiguille à tricoter de 3 centimètres de long retiré sans douleur de l'éminence thenard à l'aide du caustique Filhos.* — Lasserre, cultivateur, âgé de 30 ans, tombe à terre le 14 février 1876. Dans sa chûte, sa main droite rencontre un morceau d'aiguille à tricoter de trois centimètres de long qui perce la peau et va se cacher profondément dans les faisceaux musculeux de l'éminence thénard. Cet homme, en proie à une vive souffrance, vient, deux jours après son accident, me prier de le débarrasser du corps étranger. Je fais avec le caustique Filhos sur l'éminence thénard une eschare au milieu de laquelle je creuse une excavation qui aboutit à la tige de fer que je retire avec de fines pinces. Mon opération a été fort peu douloureuse et a calmé les douleurs lancinantes. Le pansement a consisté à recouvrir la région cautérisée d'un cataplasme. La plaie s'est cicatrisée sans accident en 25 jours.

Gerçure de l'orifice buccal. — Les gerçures exposées à des frottements résistent parfois avec opiniâtreté aux traitements les plus divers. J'ai, dans une circonstance, cicatrisé par la cautérisation avec le caustique Filhos une fissure de l'orifice buccal contre laquelle avaient échoué beaucoup de topiques. Cette observation mérite d'être rapportée.

Huitième Observation. — En avril 1859, M. Gironis, du Bout de la Rivière, conduit chez moi son neveu, âgé de 12 ans, domicilié au canton de Cologne. Cet enfant est affecté à la partie moyenne du rebord muqueux de la lèvre inférieure d'une fissure profonde rebelle à tous les remèdes que plusieurs médecins ont prescrits pendant un an. De mon côté, je taille un fragment de caustique Filhos en lame de couteau et l'applique une minute dans la gerçure. Dans ce court espace de temps, il détermine une eschare superficielle au-dessous de laquelle la muqueuse du rebord muqueux de la lèvre se reproduit en quinze jours.

FIN DU QUATRIÈME MÉMOIRE.

CINQUIÈME MÉMOIRE

FORMES PHARMACEUTIQUES SOUS LESQUELLES J'ADMINISTRE LE SULFATE DE QUININE DANS LE GERS ET LA HAUTE-GARONNE

CHAPITRE PREMIER

Administration du sulfate de quinine dans les fièvres intermittentes simples.

Administrer un médicament est facile; mais s'il n'est pas donné sous une forme pharmaceutique convenable, le succès fait souvent défaut. Je vais, dans cet article, exposer comment j'approprie le sulfate de quinine aux divers cas morbides qui en réclament l'emploi.

L'Isle-Jourdain est une ville de 3,000 habitants, située dans une large vallée qu'arrose la Save, affluent de la Garonne. De nombreux villages, dépendant des départements du Gers et de la Haute-Garonne, sont placés à peu de distance de ses murs, et quadruplent tous les samedis, jours de foire et de marché, sa population. La contrée n'a d'autre industrie que l'agriculture, et comme dans la plupart des pays agricoles, les médecins y observent des fièvres intermittentes simples, larvées et pernicieuses, susceptibles de s'associer ou de se combiner aux autres maladies de la région. La fin de l'été est la saison où le miasme palustre fait sentir le plus ses effets à cause des nombreux débris végétaux que la rivière et les viviers laissent sur leurs rives en baissant de niveau. L'action des exhalaisons est à son maximum après le coucher du soleil, parce que les vapeurs, qui ont été raréfiées par la chaleur de la journée, sont condensées au voisinage du sol par les nuits qui commencent à être froides.

Fièvres intermittentes simples. — Lorsque je traite des adultes et des vieillards atteints de fièvres intermittentes simples, c'est-à-dire dégagées de complication, je prescris :

Sulfate de quinine..........	1 gr. 50 centigr.
Extrait de jusquiame........	15 —

Faites 12 pilules.

Le sujet prend, pendant deux jours consécutifs, huit heures avant l'accès, quatre de ces pillules, à la dose d'une toutes les heures. Le troisième et le quatrième jour, deux. Dans l'intervalle des pilules, il boit une limonade composée de :

Acide tartrique.............	2 grammes.
Eau.........................	500 —
Sucre.......................	9 —

L'union de l'extrait de jusquiame avec le sulfate de quinine m'a semblé rendre plus rares les gastralgies et les entéralgies que le sel de quinine suscite. Il n'apporte aucun obstacle à l'absorption du fébrifuge en ne constipant pas. Si la fièvre se complique de diarrhée, je le remplace par l'opium gommeux.

Quant au rôle de la limonade tartrique, elle favorise la fonte des pilules et leur passage dans le torrent de la grande circulation. Le nombre de fièvres intermittentes simples que j'ai coupées par cette méthode est très-considérable.

J'ai rencontré, dans ma clientèle, un assez grand nombre d'individus qui ne savent pas avaler des pilules. J'enveloppe alors la quinine dans de la confiture ou de la gelée ; ou bien encore, je neutralise son amertume comme l'a imaginé mon père, par le café de gland. Les mélanges de café de gland et de sulfate de quinine ne semblent pas produire sur les estomacs délicats d'action irritante. Ils sont toniques, d'une très-faible amertume et d'une efficacité certaine, pourvu que la faculté absorbante du tube digestif ne soit pas affaiblie. Pour apprécier la composition qui se produit, j'ai fait l'analyse suivante :

1° Du papier de tournesol plongé dans l'infusion de gland torréfié, rougit d'une manière évidente, ce qui établit que cette infusion est acide ;

2° Ayant filtré 100 grammes d'infusion concentrée de gland torréfié, mêlé à un gramme de sulfate de quinine, j'ai obtenu, pour résidu, 9 décigrammes d'une substance aromatique, brune, amorphe, bien que parsemée de quelques aiguilles qui, elles-mêmes, disparurent bientôt. Une petite quantité de cette poudre, mise dans l'eau distillée, a donné lieu à un mélange insipide complétement neutre;

3° Cette poudre, d'abord insoluble, acquiert, après quelques jours de préparation, par son contact avec l'air, un peu de solubilité, perd son arôme et a l'amertume particulière du sulfate de quinine du commerce. Elle ramène lentement au bleu le papier de tournesol rougi par un acide étendu;

4° Un cristal de sulfate de fer plongé dans l'eau distillée, tenant en suspension un peu de la poudre dont nous parlons, prend, après trois ou quatre minutes, une couleur noire; preuve qu'elle contient de l'acide tannique;

5° Lorsque cette poudre a recouvré son amertume, et seulement alors, elle se dissout parfaitement dans l'acide citrique;

6° La dissolution de chlorure de Baryum, mise en contact avec cette poudre dissoute dans l'acide citrique, produit un léger trouble. Il se forme, au bout de quelques heures, un précipité blanc proportionnellement peu considérable, insoluble dans un excès d'acide nitrique, d'où il suit que l'acide sulfurique a été sinon en totalité, du moins en grande partie remplacé par l'acide tannique, et que le mélange est un vrai sulfo-tannate de quinine.

Parmi les fièvres intermittentes simples que j'ai guéries par ma troisième manière de prescrire le sulfate de quinine, je me contente de rapporter l'observation suivante:

Observation. — En septembre 1873, Madame Dardenne, ma tante, est prise, pendant la nuit, d'un sentiment de froid dans tout son corps, bientôt suivi de chaleur et de sueur aux creux des mains et aux tempes. Deux jours après ce premier accès, elle en éprouve un second, analogue au premier, encore pendant la nuit. Convaincu qu'elle était affectée de fièvre intermittente tierce, je fais torréfier du gland et lui prépare, pendant trois jours consécutifs, avec 80 grammes de poudre, une tasse d'infusion, que je lui fais boire additionnée de sucre et de 50 centigrammes de sulfate de quinine. Mes trois mélanges furent trouvés d'un goût exquis. Ce ne fut qu'une minute après leur ingestion dans l'estomac, qu'une très-légère amertume se manifesta dans la bouche. A partir de la première prise, Madame Dardenne n'a plus ressenti de fièvre intermittente (1).

(1) Il est indispensable, pour obtenir un fébrifuge presque sans amertume, de mêler le sulfate de quinine avec du gland fraîchement torréfié. Les poudres que vendent les épiciers et les pharmaciens, sous le nom de café de gland doux, ne neutralisent pas l'amertume de la quinine.

En août la fièvre intermittente s'accompagne du côté du tube intestinal d'un ensemble de symptômes qui caractérisent l'embarras gastrique, tels que : enduits saburaux de la bouche, nausées, vomissements. Dans cette variété, l'administration préalable d'un vomitif semble favoriser l'action du sulfate de quinine.

Cachexie paludéenne, ictère bleu, hydroémie.. Il est des individus qui, par l'effet d'un grand nombre d'accès de fièvre négligés ou mal traités, finissent par être atteints de cachexie paludéenne. Cette cachexie imprime à la peau une teinte particulière bleuâtre, qui lui a valu le nom d'ictère bleu. Elle engendre parfois des suffusions séreuses et des épanchements séreux, ce qui lui a fait encore donner le nom d'hydroémie. Les principaux caractères de la cachexie paludéenne sont l'hypertrophie de la rate, la diminution des globules et de l'albumine du sang.

La généralité des médecins attribue avec raison l'état cachectique palustre à l'influence directe du miasme tellurique sur le sang, tandis que M. Piorry, qui le désigne sous le nom de d'hémo-splénie, en fait une conséquence de l'engorgement de la rate. Cette dernière théorie est erronée, puisque l'on voit chez beaucoup de sujets la rate n'acquérir du volume que lorsqu'un grand nombre de phénomènes cachexiques se sont déjà manifestés.

Dans les fièvres qui coexistent avec la cachexie paludéenne, je fais exécuter la formule qu'a composé mon père, dans laquelle le sulfate de quinine est associé à des toniques puissants :

Sulfate de quinine...........	1 gr.	50	centigr.
Extrait résineux de kina.....	1	50	—
Aloès.....................		60	—
Sulfate de fer..............		60	—

Divisez en 20 pilules.

Dans ce mélange, le tannin du kina réagit sur le sulfate de fer et produit un tannate noir de fer, qui corrobore avec l'aloès l'action de la quinine. Le malade prend le matin, à midi et le soir, pendant un mois, une de ces pilules qui enrayent habituellement la fièvre intermittente passée à l'état chronique.

Si la fièvre intermittente résiste à la formule qui précède, j'ai recours aux bols suivants :

Poudre de kina calysaïa.......	120	grammes.
Extrait de genièvre...........	9.5.	—

Faites 16 bols. Un de ces bols est administré dans du vin blanc huit heures avant la venue de chaque accès. Cette médication est très-efficace.

Les accès de fièvre coupés, la rate reste quelquefois très-volumineuse et continue à gêner les organes du voisinage. Mon père la ramène alors à l'état normal en faisant pratiquer à son niveau, pendant deux ou trois septenaires, des frictions avec l'onguent mercuriel. J'arrive au même résultat par l'application, sur l'hypochondre gauche, de grands emplâtres composés avec :

Emplâtre de ciguë.................	2 parties.
Hydrargire........................	1 —

Mêlez, et faites un emplâtre de 16 centimètres de diamètre.

Observation. — Puyloubet, âgé de 40 ans, propriétaire à la plaine de Pujaudran, a été affecté, pendant plusieurs mois, d'accès de fièvre, que les médecins de sa contrée ont fini par couper. Néanmoins, ils n'ont pas réussi à diminuer le volume de sa rate, qui est énorme. Cette hypertrophie fait éprouver des malaises et, en gênant les digestions, s'oppose au retour des forces et du teint fleuri que le sujet possédait avant sa fièvre.

Le 1er août 1869, je fais appliquer au niveau de la rate un grand emplâtre de ciguë et d'hydrargire.

Je revois cet homme le 9 août. Sa rate a notablement diminuée de volume et son visage commence à se colorer. Je renouvelle l'emplâtre de ciguë et d'hydrargire. Le 20 août, Puyloubet revient me trouver. Sa rate est ramenée à l'état normal. Les digestions s'exécutent bien, et les téguments ont repris leur couleur primitive.

CHAPITRE II

États muqueux ou embarras gastro-intestinaux très-persistants. — Fièvre muqueuse simple, rémittente, pernicieuse. — Du mode d'administration du sulfate de quinine dans la fièvre muqueuse rémittente, simple et pernicieuse. — L'intoxication paludéenne est-elle capable de créer des fièvres rémittentes ou pseudo-continues, de longue durée? — Observations.

Cause des états muqueux et des fièvres muqueuses. — Le cerveau, la moelle, le grand sympathique peuvent jouer tour-à-tour, comme dans la fièvre typhoïde, le principal rôle pour la production des états muqueux persistants et des fièvres muqueuses.

Influence du cerveau. — Des observations recueillies dans la contrée prouvent que les perturbations morales, telles que la tristesse, l'ennui, l'inquiétude, qui ont pour siége le cerveau, diminuent parfois par l'intermédiaire des nerfs céphalo-rachidiens, l'innervation du grand sympathique au degré nécessaire pour déterminer des embarras gastro-intestinaux durables et des fièvres muqueuses.

Influence de la moelle. — L'affaiblissement de la moelle par un travail qui dépasse la force des muscles est encore, chez un grand nombre d'habitants du Gers et de la Haute-Garonne, le point de départ des affections muqueuses. L'été, en mettant le système musculaire d'un grand nombre d'agriculteurs, dans un jeu presque continuel pour cueillir les récoltes, amène une asthénie de tout l'organisme, qui se traduit dans bien des cas du côté des muqueuses par les lésions de la fièvre muqueuse.

Influence du grand sympathique. — L'étude des faits démontre aussi que les embarras gastro-intestinaux, les fièvres muqueuses, reconnaissent pour cause un trouble primitif dans l'influx nerveux du système ganglionnaire. Ainsi, la chaleur persistante de l'atmosphère, les bains de vapeur prolongés, les excès alcooliques, l'usage d'une nourriture immodérée, insuffisante, indigeste, avariée, les engendrent en modifiant les sécrétions biliaires, muqueuses, épithéliales.

Symptômes des états muqueux persistants. — Les états muqueux gastro-intestinaux que les traitements les mieux appropriés ne peuvent pas guérir avant 20 ou 40 jours, sont caractérisés par : 1° une hypersécrétion épithéliale blanchâtre ou jaunâtre de la langue, des gencives et quelquefois du voile du palais ; 2° un affaiblissement de la tonicité du tube intestinal qui engendre la constipation ; 3° le rejet par le rectum de mucosités et de bile jaunâtre ou olivâtre. Si le sujet fait des écarts de régime, il survient une fièvre continue et on a alors une vraie fièvre muqueuse.

Les fièvres muqueuses de mes parages sont en conséquence des embarras gastro-intestinaux opiniâtres, compliqués de fièvre ; suivant la prédominance de l'excrétion épithéliale, catarrhale ou biliaire, on pourrait leur donner le nom de fièvre épithéliale, muqueuse et bilieuse. La généralité des médecins les considèrent comme un diminutif de la fièvre typhoïde. Elles en diffèrent néanmoins par des caractères tranchés. Les sujets qui en sont affectés ne présentent pas de stupeur. On ne voit jamais sur leur peau des tâches rosées, des sudamina, des pétéchies. La diarrhée est la règle dans la fièvre typhoïde, tandis que c'est la constipation dans la fièvre muqueuse. Au début de la fièvre typhoïde et pendant son cours, la pression de la main sur la fosse iliaque droite au niveau des plaques de Peger, développe de la douleur, tandis qu'il y a insensibilité dans la fièvre muqueuse. Cette indolence me fait croire que la muqueuse intestinale ne s'ulcère pas pendant son cours.

Il n'est pas de maladies qui se compliquent plus facilement de redoublements que ces fièvres. Les paroxysmes dépendent ordinairement de l'absorption de matières putrides qui séjournent trop longtemps dans l'intestin, ou bien de l'empoisonnement du sang par le miasme tellurique, et, assez fréquemment, de l'existence de ces deux ordres de causes. Or, si le médecin ne lutte contre le rehaussement que par le sulfate de quinine sans combattre l'embarras gastrique qui peut exister, il arrive que le jour où le sulfate de quinine est donné, le redoublement manque mais il reparaît le lendemain. Si l'on persiste à donner la quinine sans remplir l'indication purgative, le ventre se météorise tous les jours de plus en plus et le malade finit par succomber.

D'un autre côté, quand on donne un purgatif pour satisfaire à l'indication évacuante et que le génie paludéen joue un rôle dans le rehaussement de la fièvre continue, le malade est jeté par l'effet du laxatif dans une très-grande faiblesse, et le redoublement revient avec bien plus de violence qu'avant l'administration du purgatif. Voici des exemples :

Première Observation. — Dans la matinée du 9 août 1873, je suis appelé chez la fille d'Idrac, cafetier, âgée de 10 ans, d'un tempérament lymphatique. Cet enfant est malade depuis huit jours; son médecin ne peut pas lui continuer ses soins à cause d'une courbature dont il vient d'être pris. On me rapporte qu'il a administré à quatre reprises 35 grammes de sulfate de quinine pour couper des redoublements de sa fièvre continue. Le jour de l'administration de la quinine, l'exacerbation a manqué, mais le lendemain elle a reparue. Depuis que l'enfant a pris la quinine, elle est devenue plus malade et son ventre s'est beaucoup météorisé.

Ces renseignements donnés, j'inspecte la malade. Elle a de la céphalalgie, son visage est de couleur de cire, la langue présente une couche épaisse d'épithélium blanchâtre très-humide. Le ventre est indolent, tendu et ne se vide pas par l'action des lavements. La poitrine fait entendre des râles sibilants; la fièvre est modérée, je ne fais pas de prescription avant d'avoir observé le redoublement de l'après-midi.

Vers les quatre heures, je visite pour la seconde fois cette petite fille. Je la trouve inquiète, sa céphalalgie s'est accrue, le pouls est petit, fréquent, la chaleur de la peau vive, le météorisme du ventre est plus prononcé que le matin. Persuadé par la quinine administrée que les redoublements dépendent, dans ce cas, des matières putrides qui séjournent dans le tube intestinal, je prescris :

Huile de ricin.................. 20 grammes;
Sirop de gomme.................. 10 grammes.

Cette potion donnée en deux fois, détermine de selles abondantes et assouplit le ventre ; elle empêche tout redoublement pendant deux jours consécutifs. Au troisième, une nouvelle accumulation de produits de sécrétion tend de nouveau le ventre et réveille la fièvre rémittente. Je la rends pour la seconde fois continue par l'administration de l'huile de ricin. A partir de ce second purgatif, les lavements émollients suffisent pour vider le tube digestif. Dès lors, la fièvre reste continue et parcourt ses périodes sans complications.

Deuxième Observation. — Le 15 août 1873, je vais voir Mme Itard, de Sainte-Livrade, âgée de 42 ans, que soigne depuis huit jours mon honorable confrère M. Esparbès, du Castéra. Arrivé à 6 heures du matin auprès de la malade, je note autour de ses yeux et des ailes du nez une suffusion utérique. Elle se plaint de céphalalgie, sa langue est recouverte d'épithélium jaunâtre et ses gencives d'une pellicule nacrée. Il existe des nausées, le ventre est résistant à la pression, les intestins ne se vident pas. La fièvre est modérée. Mon confrère a remarqué qu'elle rehaussait dans l'après-midi. Estimant que l'exacerbation se liait à l'embarras gastrique, j'administre un gramme d'ipécacuanha en décoction dans un hectogramme d'eau sucrée. Cette potion détermine des vomissements et des selles copieuses qui assouplissent le ventre. Après l'effet laxatif, la famille me rappelle dans la soirée pour me faire constater un redoublement de fièvre beaucoup plus intense que ceux qui se manifestaient avant l'administration de l'émeto-cathartique. La fièvre est vive, la céphalalgie forte, l'intelligence affaiblie. J'administre pendant trois jours consécutifs 80 centigrammes de sulfate de quinine qui enrayent les redoublements. La fièvre muqueuse persiste encore pendant vingt jours. Je n'eus recours pour la traiter qu'aux tisanes émollientes et aux lavements. J'évitai de donner pendant son cours de nouveaux purgatifs.

La grande difficulté que j'éprouve dans les fièvres muqueuses rémittentes à déterminer si le redoublement dépend uniquement de l'embarras gastro-intestinal ou du miasme palustre, m'a conduit à associer le sulfate de quinine au calomel. J'ai presque toujours recours chez l'adulte aux pilules qui suivent :

Calomel..................	de 50 à 60 cent.;
Sulfate de quinine.........	de 50 à 70 cent.

Faites six pilules à administrer à la dose d'une toutes les heures. Ces deux remèdes unis m'ont semblé se prêter un utile concours. La quinine diminue l'effet déprimant du purgatif et le calomel affaiblit l'action irritante de la quinine.

Troisième Observation. — Le 13 novembre 1874, je visite la fille Montoucet, âgée de 18 ans, domiciliée sur le coteau qui domine le village de Lias. Cette fille, douée d'une constitution robuste, présente depuis un septenaire les symptômes d'une fièvre muqueuse. Sa langue est saburale, le ventre ballonné, les intestins ne se vident pas. La chaleur de la peau est élevée, le pouls fréquent, la céphalalgie vive. Montoucet père m'expose que tous les soirs la fièvre de sa fille croît et que pendant cette augmentation elle cesse de connaître les personnes qui la soignent.

Le lit de la malade étant auprès d'une muraille sur laquelle le jour arrive avec parcimonie, je le fais placer en face de l'unique fenêtre de la chambre pour que le visage soit inondé de lumière fluide que mes observations m'ont appris à considérer comme un puissant antityphoïde et modérateur du délire. Je prescris contre l'exacerbation nocturne et l'embarras gastro-intestinal :

Sulfate de quinine.................. 50 cent.;
Calomel.......................... 60 cent.

f. Quatre pilules à administrer d'heure en heure dans la journée. Si l'effet évacuant ne se manifeste pas, on donnera un lavement émollient cinq heures après la dernière pilule. Comme régime, je conseille du bouillon sans sel pour ne pas faire du sublimé corrosif dans l'intestin. On s'abstiendra aussi des boissons acides qui neutralisent l'action purgative du calomel.

Le 3 novembre, je revois la fille Montoucet. La nuit qui a précédé mon arrivée a été beaucoup plus calme que les précédentes. Les pilules ont fait rejeter une grande quantité de matières mucoso-bilineuses qui ont légèrement assoupli le ventre et communiqué de la résistance au pouls. Je prescris quatre nouvelles pilules au calomel et au sulfate de quinine.

5 novembre. — Mes pilules ont encore produit des évacuations et accru la souplesse de l'abdomen. J'ordonne pour le 6 novembre quatre nouvelles pilules.

Le 7 novembre, je remarque que le ventre, après le troisième effet purgatif, est devenu dépressible dans toute son étendue. A partir de ce jour, la fièvre continue devient très légère et les lavements suffisent pour faire rejeter les matières putrides. La langue, néanmoins, continue à sécréter un épithélium blanchâtre jusqu'au 25 novembre, époque où je commence à alimenter la malade. Malgré le peu de nourriture que je permets dans les prèmiers jours de la convalescence (τά σῶμάτα λεπτονομενα πολλῷ χρόνῳ δεῖ επατρεφειν νωθρώς, δέ τά ὀλίγως ὀλίγω) des accès de fièvre se réveillent le 30 novembre et m'obligent à ordonner des pilules de sulfate de quinine et de la limonade d'acide tartrique qui consolident la guérison.

Fièvre muqueuse rémittente pernicieuse. — C'est encore le calomel uni à la quinine que je prescris dans cette fièvre pour remplir l'indication purgative. Les pilules de calomel et de quinine données, je m'empresse d'administrer le sulfate de quinine en solution et en quantité suffisante pour combattre l'élément pernicieux. — La forme pilulaire dans les fièvres muqueuses a l'inconvénient de mettre un corps dur en contact avec la muqueuse intestinale ramollie, et leur défaut d'action est dû souvent à ce que les pilules ne sont pas désagrégées, ou du moins à ce que le sulfate de quinine n'est pas dissous. Voici deux observations.

Première Observation. — ***Fièvre muqueuse compliquée d'accidents pernicieux quotidiens.*** — Le 1er septembre 1873, M. Estelle, riche propriétaire des alentours de la ville de Lévignac (Haute-Garonne), est pris de céphalalgie frontale, insomnie, vertiges quand il est levé. Ses gencives se revêtent d'une pellicule nacrée, sa langue d'un épithélium jaunâtre, le ventre se tend, une suffusion ictérique se répand autour des yeux et des ailes du nez. Mon honorable confrère, M. Roquebert, du Castéra, est appelé le 4 septembre, il diagnostique une fièvre muqueuse et prescrit une bouteille d'eau de sedlitz.

Le 5 septembre, quelques heures après l'effet laxatif, le système nerveux du malade faiblit, son visage devient vultueux, la fièvre et la céphalalgie redoublent. Témoin de cette complication, le médecin ordonne 60 centigrammes de sulfate de quinine en quatre pilules qui sont administrées dans la matinée du 6 septembre. Malgré les pilules de quinine, l'exacerbation revient dans l'après-midi beaucoup plus intense que la veille. Huit pilules de sulfate de quinine contenant un gramme de fébrifuge sont données dans la matinée du 7 septembre. Cinq heures après l'administration de la dernière pilule, les symptômes de la fièvre muqueuse deviennent aigus et se compliquent de délire. Appelé en consultation, je remarque, le 8 septembre, vers les six heures du matin, que l'abdomen de M. Estelle était souple. J'estime que la quinine n'a pas agi en raison du ramollissement de la muqueuse intestinale qui n'a pas pu l'absorber sous forme de pilules, j'en ordonne un gramme fondue dans un hectogramme d'eau que l'on fera boire à la dose d'une cuillerée à soupe toutes les heures. Cette potion enraye le redoublement de l'après-midi. Le 9 et le 10 septembre, 60 centigrammes de sulfate de quinine sont encore donnés en dissolution et maintiennent la fièvre continue jusqu'à la convalescence qui se manifeste à la fin de septembre.

Deuxième Observation. — *Fièvre muqueuse compliquée d'accidents pernicieux effrayants sans périodicité.* — Mme Thiers, boulangère, d'une constitution robuste, tombe malade le lundi 1er septembre 1855. Appelé le mardi, elle me présente les symptômes d'une fièvre muqueuse à son début, tels que fièvre continue, céphalalgie frontale, insomnie, teinte ictérique du visage, langue saburale, constipation. Dans la nuit qui précède le mercredi, elle perd connaissance pendant quelques minutes. Appelé, je prescris un gramme de sulfate de quinine en huit pilules. De plus, je réclame le concours des docteurs Marsolan et Roussilou, aussitôt que le jour apparaîtra. La consultation approuve mon ordonnance de la nuit. Malgré l'administration des pilules de sulfate de quinine, la perte de connaissance se manifeste de nouveau dans l'après-dîner; le visage devient vultueux, les artères du cou battent avec force, le front est chaud. La maladie prend les allures d'une fièvre cérébrale à forme comateuse avec opisthotonos et trismus. J'institue un traitement antiphlogistique consistant en application de nombreuses sangsues aux apophyses mastoïdes, vessie remplie de glace sur la tête, administration de calomel à doses fractionnées, friction d'onguent mercuriel sur le cou. Le jeudi le coma semble avoir légèrement faibli par l'effet de ma médication; Mme Thiers avale pour la première fois depuis le début de la perte de connaissance un peu de bouillon. M. le professeur Estévenet est appelé de Toulouse, il fait appliquer de nouvelles sangsues derrière les oreilles et un large vésicatoire à la nuque. Ces nouvelles prescriptions n'amendent aucun symptôme. J'allais visiter tous les jours cette malade trois ou quatre fois. Dans l'après-midi du samedi 6 septembre, je notais le râle de l'agonie, lorsque le visage de Mme Thiers, qui était très-pâle, se colore subitement; quelques gouttes de sueur se manifestent aux tempes, le pouls prend de l'ampleur, la raideur des mâchoires diminue, le râle se suspend; la malade regarde autour d'elle sans récupérer l'intelligence. Étonné d'un changement si subit, je fais rappeler un des docteurs qui avaient vu la malade, pour lui faire voir le changement qui vient de s'opérer. L'amélioration lui semble si légère, qu'il croit que le décès n'est pas éloigné. De mon côté, je diagnostique pour la seconde fois une fièvre muqueuse compliquée d'accidents pernicieux continus. Je fais suspendre aussitôt que mon confrère a quitté l'appartement tous les remèdes prescrits à l'exception de la glace sur la tête, et annonce qu'un nouveau remède fera récupérer la raison à Mme Thiers pour le lendemain dimanche, qu'elle éprouvera pendant quatre jours consécutifs un redoublement de fièvre de moins en moins violent, et qu'à la suite du dernier redoublement la fièvre sera continue pendant vingt jours. Je prescris un gramme de sulfate de quinine non plus en pilules comme après la syncope, mais en solution dans 80 grammes d'eau distillée. Je lui associai 6 centigrammes d'opium gommeux à cause de la diarrhée qui était survenue par l'effet du calomel. Cette potion fut donnée en trois fois de deux heures en deux heures.

Le lendemain dimanche la raison était revenue; la raideur du cou et des mâchoires avait disparue. Je fis suspendre l'usage de la glace sur la tête et renouveler la potion de la veille. Dans l'après-midi un redoublement de fièvre se manifesta pendant lequel l'intelligence fut abolie une heure. Le lundi, le mardi, le mercredi je fis encore administrer 80 centigrammes de sulfate de quinine en solution, Mme Thiers n'eut ces jours-là qu'un simple redoublement de fièvre. A partir du jeudi l'affection reprit la physionomie d'une fièvre continue, seulement au trentième jour de la maladie, époque où la convalescence s'établissait, la fièvre se modifia de nouveau en intermittente et exigea de nouveau l'emploi du sulfate de quinine.

Les redoublements que provoquent dans le cours des fièvres muqueuses le séjour trop prolongé de matières putrides dans l'intestin ou l'intoxication palustre et bien d'autres causes que je n'ai pas énumérées, telles que les écarts dans le régime prescrit, la menstruation qui voudrait s'établir, la fatigue que font éprouver au malade de nombreux visiteurs, ne sont jamais ou presque jamais caractérisés par les trois stades des fièvres intermittentes simples, mais, comme je l'ai montré dans les observations, par un état plus aigu dans les divers symptômes de l'affection.

Les auteurs classiques admettent que le génie palustre peut tout seul créer dans les pays chauds, tels que l'Afrique, la Morée, les Deltas du Nil, du Gange, du Mississipi, et même dans nos départements méridionaux, des fièvres rémittentes et pseudo-continues de vingt à quarante jours de durée, comme nos fièvres muqueuses. J'observe tous les ans des fièvres rémittentes et continues, compliquées de troubles gastro-intestinaux qui persistent de trois à cinq septenaires. Les préparations de kina enrayent assez souvent ces éléments fébriles, mais elles sont toujours sans aucune influence sur les désordres de l'état muqueux qui restent très-opiniâtres.

CHAPITRE III

I. Fièvres larvées. — II. Fièvres pernicieuses simples. — III. Fièvres intermittentes chez les enfants à la mamelle.

I. *Fièvres larvées.* — La fièvre intermittente n'intervient pas seulement dans plusieurs maladies du Gers et de la Haute-Garonne à titre de phénomène initial, intercurrent, ou de terminaison dont il faut tenir compte ; elle les prend quelquefois pour masque. C'est ce que l'on désigne sous le nom de fièvres larvées. Les fièvres larvées ne méritent pas toujours le nom de fièvre, puisque dans un certain nombre de cas l'état morbide qui constitue l'affection ne s'accompagne d'aucun phénomène pyrétique.

Les symptômes de la maladie palustre larvée sont continus avec redoublements plus ou moins réguliers, ou bien présentent des intermittences complètes. Son danger dépend parfois du type morbide qu'elle affecte. Je trouve dans mes notes qu'une dame de la ville de Lévignac atteinte de névralgie sus-orbitaire périodique ne succomba qu'après un grand nombre d'accès négligés, tandis que dans la forme méningitique, un jeune homme de 20 ans mourut parce que son médecin ne lui prescrivit pas le sulfate de quinine en solution dès les premiers accès. Voici ce dernier fait :

Garac, garçon tuilier, est pris, le 9 septembre 1872, pendant l'enterrement d'un autre ouvrier, d'une syncope que l'on attribue à l'émotion. Le lendemain, 10 septembre, il est saisi d'une fièvre qui se complique d'un délire violent. Les troubles cérébraux présentent une telle gravité que son médecin croit que ce malade touche à son dernier terme, et se retire sans rien ordonner.

Le lendemain, 11 septembre, la famille constate une amélioration marquée et envoie quérir son docteur. Celui-ci croyant le malade mort, est allé à la campagne dans une autre direction. Appelé à sa place, je trouve le jeune homme presque sans fièvre ; son intelligence est revenue normale ; il ressent une grande fatigue des symptômes éprouvés la veille. Je diagnostique une méningite larvée pernicieuse et prescris une potion avec un gramme de sulfate de quinine.

Le père et la mère ayant compris que j'ordonnais de la quinine ne veulent pas faire exécuter mon ordonnance, sous prétexte que mon remède brûlait l'estomac. Je préviens dans la soirée le médecin du jeune homme de la situation dans laquelle je l'ai trouvé et du refus obstiné de la famille à lui donner du sulfate de quinine.

Dans la matinée du 12 septembre Garac est visité par son docteur qui lui prescrit un gramme de sulfate de quinine en huit pilules et sans limonade tartrique. Sous cette forme pharmaceutique le médicament n'empêche pas la fièvre délirante de revenir et de tuer le sujet.

II. *Fièvres pernicieuses simples.* — La fièvre pernicieuse simple est pernicieuse par l'exagération du froid, de la sueur ou de la trop grande fréquence du pouls. J'ai triomphé plusieurs fois, par le sulfate de quinine en potion, des deux dernières variétés ; dans la première, au contraire, j'ai vu trois fois mourir mes malades malgré l'emploi d'un ensemble de moyens qui me semblent rationnels. Voici ma dernière observation :

Deuxième Observation. — Le 20 février 1875 je suis appelé, à sept heures du soir, auprès de la femme Saye, âgée de 66 ans, qui vient de perdre connaissance. L'application de ma main sur son corps me fait éprouver la sensation du froid cadavérique. L'artère radicale ne bat pas ou tout au moins je ne peux pas sentir avec mon index les pulsations de son pouls ; les deux bruits du cœur et la respiration se font entendre. Prise de refroidissement à une heure après midi, elle a soupé à six heures, comme à l'ordinaire ; son repas fini, la défaillance est survenue.

Je diagnostique des accidents pernicieux algides. Je m'efforce de ranimer la circulation capillaire par l'application de grands sinapismes aux jambes et la faculté absorbante de l'estomac par l'administration d'une cuillerée à soupe de sirop d'éther. Quelques minutes après le sirop, je fais boire cinquante centigrammes de sulfate de quinine fondus dans quinze grammes d'eau chaude.

Je me retire en recommandant à la garde-malade de donner toutes les demi-heures une cuillerée à café de sirop d'éther. Je promets de revenir à dix heures présider à la prise d'une nouvelle dose de quinine.

A dix heures je rencontre un messager qui me prévient que la femme Saye vient de succomber sans que sa mort ait été précédée de râle. Ma médication stimulante a eu pour résultat de lui faire récupérer l'intelligence, ce qui lui a permis de recevoir les secours de la religion.

III. *Fièvres intermittentes chez les enfants à la mamelle.* — Les enfants à la mamelle sont assez souvent atteints, dans ma contrée, de fièvre intermittente. L'affection présente chez eux des caractères qui en rend le diagnostic difficile.

Le pouls fournit peu de données; les pulsations artérielles sont ordinairement, après la naissance, rapides comme pendant la vie intra-utérine. Cette fréquence s'explique par le développement précoce du cœur; ce muscle qualifié de *primum vivens* est bien celui qui remplit le mieux et le plus promptement ses fonctions.

La période de froid ou de concentration du sang sur les organes internes frappe médiocrement l'attention de la nourrice ou bien fait défaut.

L'augmentation de la chaleur de la peau ne se manifeste pas à des heures précises; elle se répète plusieurs fois dans la journée et peut souvent s'expliquer par une hygiène détestable de l'enterocolite, l'évolution de quelques dents, les vers intestinaux. Pour arriver au diagnostic je visite l'enfant plusieurs fois dans le jour et si j'aperçois quelque modification brusque et inexplicable dans son état habituel tel qu'inquiétude, refroidissement, augmentation subite de la chaleur de la peau, intumescence des viscères abdominaux, je m'empresse de faire l'essai du sulfate de quinine. Je n'administre, jusqu'à l'âge de trois mois, que cinq centigrammes d'anti-périodique, délayé dans une cuillerée à café de lait, ou fondu dans quelques gouttes d'eau par l'acide tartrique.

De quatre mois à un an je pousse la dose à cinq centigrammes matin et soir; à l'âge de deux ans j'en donne quinze centigrammes en trois prises dans le jour. Lorsque l'estomac rejette le médicament, je le donne par le rectum, dissous dans une seringue de verre de la capacité de quinze grammes d'eau.

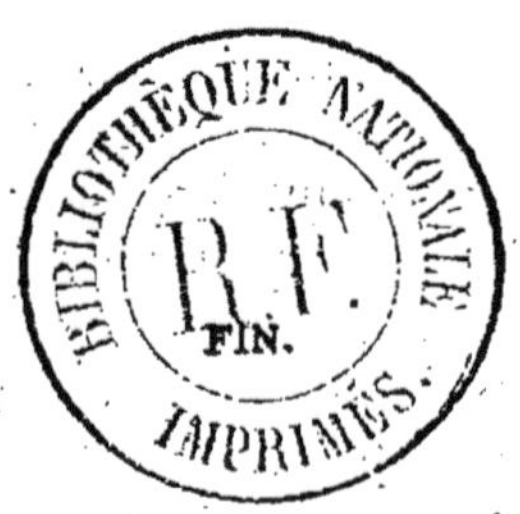

FIN.

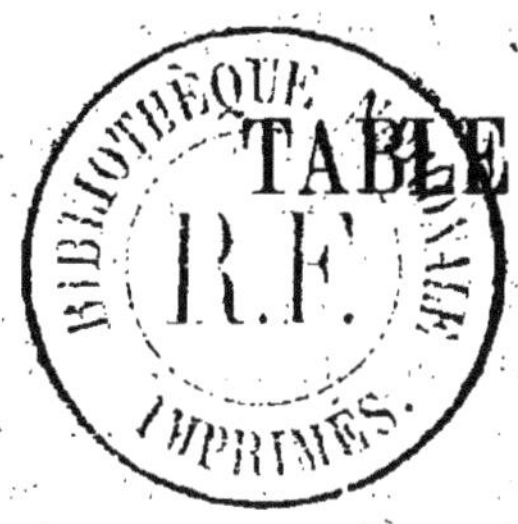

TABLE DES MATIÈRES

PREMIER MÉMOIRE

Des sept espèces de cancers locaux.

DEUXIÈME MÉMOIRE

Des effets locaux, de l'acide arsénieux, du sublimé, du chlorure d'or.

TROISIÈME MÉMOIRE

Nouvelles applications thérapeutiques du sublimé, etc.

QUATRIÈME MÉMOIRE

Caustiques alcalins.

CINQUIÈME MÉMOIRE

Formes pharmaceutiques sous lesquelles j'administre le sulfate de quinine dans le Gers et la Haute-Garonne.

Toulouse. — Imp. Centrale J. Clermont, rue des Balances, 43.

www.ingramcontent.com/pod-product-compliance
Ingram Content Group UK Ltd.
Pitfield, Milton Keynes, MK11 3LW, UK
UKHW012219240726
13966UKWH00003B/850